アラフィフ女性の生と性

快体新書《かいたいしんしょ》

心もからだも潤《うるお》す方法

ユウコ・著／関口由紀・監修

はじめに

花の命は、あなたが思っているより、ずっとずっと長いのです！

一般的に更年期と呼ばれる、閉経前後の10年間。ひと昔前ならば、もう女としての現役は引退、今後はただ、まっしぐらに老いに向かう自分を受け入れていくという年代でした。

その当時の女性たちが、平成の今を生きるアラフィフ女性たちを見たら、いったいどう思うでしょうか。その生命力あふれる若さに、きっとびっくり仰天するはずですね。

医療や美容技術の進歩、さらにはライフスタイルの変化で、今や実年齢と見た目年齢のギャップを感じる人は増える一方です。颯爽と仕事をこなしながら、家事も育児も、趣味もおしゃれも、さらには恋愛までもやってのけるアラフィフ女性たちは、ひょっとしたら下手なお若いお嬢さんより、よっぽどパワフルで、時代の勢いに乗っているかも知れません。

とはいっても、やはりアラフィフはアラフィフ。これまで酷使してきたからだには不調が認められますし、当然ながらホルモンバランスも崩れるとき。以前なら苦もなくできたことが、とっても大変に感じられるようになっても無理はありません。日に日に加齢を実感せずにはいられないからだの変化には、誰しもとまどってしまうものです。

さらには、女性として心配になってしまうデリケートな異変も。そのことで生じるパートナーとの関係性や、セックスにまつわるあれこれにも関わってくる問題については、不安を感じざるを得ないでしょう。

本書「快体新書」は、そんなあなたのために生まれました。

アラフィフからの人生に大きな花を咲かせるには、何はなくてもまず、「快い」からだが必要だからです。気持ちのよい、楽なからだこそ、あなたの理想や願いをかなえるベースなのです。

これからの毎日を、はつらつと美しく生きていくためには、今がからだの見直しどきです。そして快いからだづくりのために、少しでいいので努力などもしてみませんか。今の時期に心がけたこと、習慣にしたことは、必ず健やかな10年後、20年後を約束します。

女性が、「女」として生きられる時間が格段に長くなった今、そのケア次第で、人生の充足度は間違いなく変わっていきます。

本書を通して、ご自身の素直な気持ちと、まだまだ進化できるからだの可能性を認めるきっかけにしていただけたらうれしいです。

それでは早速、快いからだの実現に向けて動き出しましょう。

花の命は、あなたが思うよりずっとずっと長いのですから。

もくじ

3 更年期の不調はホルモンバランスの乱れが原因 57

4 女性ホルモンと膣トレで潤いを取り戻す

更年期女性の生と性

女性の一生はこんなに変わった

その昔「人生50年」といわれた時代がありました。ちなみに、戦後すぐの昭和22年の平均寿命は、男性が50・06歳、女性が53・96歳だったそうです（参考：厚生労働省「簡易生命表」）。

ところが、現代はどうでしょう。まさか50歳過ぎにして人生が終わるなど、とても考えられません。

昨今、「美魔女」と呼ばれるアラフィフ女性たちの、実年齢よりはるかに若く、美しく見えるルックスなど、レベルの差こそあれど、当時の女性たちと比べたら信じがたいほどのみずみずしさなのですから。

そして、若く、美しいということは、すなわち人生に対してポジティブであることの証明です。

昭和20年代の女性たちは、出産、子育てで人生が終わってしまいましたが、現代女性はそうはいきません。

むしろ、子育てが終わってからが、新たなる人生の醍醐味を味わうシーズン。そうとらえることが当然の風潮となっています。

それは、現代女性たちの平均寿命が87・14歳と、素晴らしくのびたためでもあります。

人生の残り時間は、そう多くはないけれど、まだまだ確実に存在しているのです。

その数えるところ30年以上の時間をどう過ごすかは、アラフィフの女性たちにとって重要な問題でしょう。

もちろん、その理想の過ごし方は、ただ健康で、お金の心配もなくて、といった単純なものではないはずです。何故なら現代女性たちには、未だ枯れていないことに裏打ちされた生命力があるからです。

そのパワーこそ、まさしく残りの人生を自分らしいものに構築させたくなる原動力。

仕事や子育てで中断してしまった若い頃の趣味を再開したり、これまで行かれなかった旅行へ出掛けたり、新しく何かの勉強をはじめる方もいるでしょう。少々サビついてしまった脳や心に新鮮な刺激を与えることは、妻でも母でもない、一個人としての自分に戻るためのよいワークです。こんな時間を持ちはじめれば、その充実感によって内面からの若さもいっそう引き出されるというものです。

また、こんな人生の振り返りに差し掛かったときに、外せないことがあります。それは性の問題です。

閉経を迎えた（あるいは、迎えつつある）アラフィフ女性には、もう妊娠の必要はもとより、その心配もほぼなくなります。

つまり、存分に性の快楽だけを享受できる年代に、ようやくたどり着けたというわけです。

この事実を素直に受けとめてみると、あらためて自分の性生活のあり方を見直したくなる人は少なくないようです。

この先、誰とセックスしていくのか。今の自分は、セックスに対してどれほどの欲望があるのか。そんな自分の性への思いを棚卸ししていくと、これからの人生との向き合い方が見えてくるという人もいます。

あなたも、ぜひ本当の気持ちを確認してみてください。

まだまだ楽しみたいのか、そろそろフェード・アウトしてもいいのか。

そして、相手は長年、肌が馴染んだパートナーだけでいいのか、それとも新たに出会ってみてもいいのか。

こんなふうに事細かく、つまびらかにしていくと、意外な自分の本音に気づかれることでしょう。

もしも思ったより奔放であったとしても、まずはそこで、とまどわないでいただきたいと思います。その本音はとりあえずよしとして、受けとめておいてください。

そのうえで、次のステップへ向かいましょう。

そして、あなたのからだが今、あなたが望んでいるだけのセックスを、存分に楽しめるコンディションであるかどうか、そっと確認してみてください。

正直な欲望に、果たして現時点の自分のからだは順応できるものかどうか、把握することから、これから先の性生活を考えていきましょう。

更年期、閉経と女性のからだ

どんなに見た目が若々しい人にも、更年期、そして閉経のときは訪れます。40歳を過ぎたあたりから、個人差はあれど、「疲れやすい」「冷えがつらい」「肌が乾燥して、しわやたるみが目立ってきた」といった身体的な変化から、「イライラする」「わけもなくもの悲しい気分になる」など、精神面にも自分でコントロールができないほどのアップダウンが起こるようになりますが、これは、女性ホルモンのエストロゲンの分泌が、アップダウンを繰り返しながら、少しずつ低下していくことに原因があります。

また、このエストロゲンは泌尿生殖器の健やかな発育や機能にも関わっていますので、分泌が低下すると、個人差がありますが、外陰部も膣《ちつ》の粘膜も薄くなっていきます。同時に膣から分泌される粘液も減ってきて、膣そのものがどんどん乾燥します。すると、膣が徐々に萎縮してくると同時に、膣口や会陰もやわらかさを失い、大陰唇、小陰唇もしぼんでしまいます。

この現象こそ、いわゆる「性交痛」を招く原因です。膣が乾いてくれば、愛液の分泌もされにくくなるためです。指を入れただけでも出血したり、症状が進むと自転車のサドルが当たるだけでも痛みを感じる場合もあります。

さらに膣から潤《うるお》いがなくなってくると、膣内の自浄作用も弱くなり、雑菌にも感染しやすくなるという問題も起きます。膣炎や尿路感染症にかかりやすくなったり、おりもののにおいが気になり出すのも、この自浄作用の低下が関係しています。

こうした変化は、エストロゲンの低下によって、すぐに起きるわけではありませんが、年齢を重ねていくにつれ、程度の差はあれ、ほぼすべての女性に起こります。

ところが、日本人女性は、ほとんどの人が自分の女性器に対して、無頓着な方が多いようです。定期的にセックスをする機会のある女性であっても、濡れにくさや性交痛を実感したとしても、自分の女性器に変化が起きていると気づくこともないのです。

これでは、セックスを楽しむために何より大事な膣は、劣化の一途をたどってしまいます。これから、まだ残されている女性としての歓びを思うままに享受したいなら、今、この時期から自分の女性器にもっと関心を向け、その様子を観察して理解し、ていねいなケアをはじめるべきです。

何しろ、気持ちにからだがついてこないことほど、やりきれないものはありません。

その方法については、後述します。

アラフィフ女性の性の実態

誰しも気になるのは、同じ年代であるアラフィフ女性たちは、いったいどんな性生活を送っているのかということでしょう。

加えて、女性同士の場合、あまりあからさまに自身の性の話をし合う機会もないものです。

ここに、「日本性科学会 セクシャリティ研究会」がリサーチした、50代女性のセックスの回数についてのデータがあります。これによると、もっとも多かったのが年に数回程度という回答（全体の22％）。次いで月2〜3回（13％）、月1回（7％）、そして週1回以上（4％）という結果でした。

この結果をどう見るかは人それぞれかも知れませんが、やはりアラフィフ女性のセックスの頻度は活発とはいえないようです。週1回以上セックスを行なっている50代女性は100人のうち、わずかに4人だけというのは、少々淋しい現実です。

これはセックスに対する欲求の個人差が大きいことも一因でしょう。

更年期を迎えるにつれ、性欲がまるで湧かなくなったという声もよく聞きます。心身ともに不調が続いて、セックスどころではないというわけです。

パートナーに触られるだけでも嫌という人も珍しくありません。夫のにおいで吐き気がするというほどの人もいます。この嫌悪感は、出産後と更年期によく起こることですが、いずれもホルモンバランスの変化が関係しています。女性ホルモンが大幅に減少すると、男性を受け入れる感情も減る傾向にあるのです。

また、「子どもが産めないからだになった」という、女性としての生殖機能がなくなったことも、性欲減少につながる場合があります。

反対に、女性ホルモンの減少によって性欲は落ちても、スキンシップはしたいという人も多いようです。ただ、パートナーがスキンシップをきっかけに性交まで持ち込もうとすることに不満を持つ場合も。抱き合ったり、キスをするだけでいいのに、挿入まで求められるのはつらいというわけです。

セックスレスと性的欲求不満

反対に、セックスを楽しみたい気持ちがあるのに、パートナーの生理的なおとろえや、パートナーとの気持ちのすれ違いなどで、セックスへの欲求が満たされずにいる場合もあります。

イギリスのコンドームメーカーが行なった、世界各国のセックスに関する調査によると、日本人がもっとも性交の頻度が低い国民という結果が出たそうですが、２０１２年に日本性科学会が行なった調査では、実に75％の女性がセックスレスにあるという結果が出ました。

この要因のひとつには、かつて性生活は夫婦を結ぶ大事な絆と考えられてきたのに対し、昨今では夫婦間のセックスを重要視しない人が増えてきたためといわれています。

さらに考えられることは、男性側の心理的な面からくる問題です。結婚当初はあったセックスがなくなってしまう大きなきっかけに、妊娠と出産という出来事があります。子どもの夜泣きでセックスに集中できないといったことから、子どもの世話でへとへとになっているパートナーの様子に、セックスを要求することを遠慮してしまったり、立ち合い出産で見たパートナーの出産の場面がある種のトラウマになってしまうケースもあります。

またこんな実例もよくみられます。当時は女性側も疲労からセックスを断っていたけれど、現在は誘ってほしいと思っています。ところが男性側は一度セックスを断ってきたのだから、妻はもうセックスをしたくないのだろうと思い込んでいる場合です。

こうしたすれ違いは結構多いもの。ですがどちらかが、ひと言夫婦間のセックスに関して口火を切って話し合えばすむ話です。それだけのことでセックスレスが解消するカップルもたくさんいるのです。

いずれにせよ、自分の欲求が満たされずにいるのを我慢しているのは、精神衛生上もよくありません。積極的にマスターベーションを行なって、性欲を満たすのがいいでしょう。昨今では、この行為も「セルフプレジャー」という素敵な別名で呼ばれるようにもなってきました。自分の欲望ともっと気軽に向き合って、楽しく自分自身で満たす習慣を持ってみましょう。これも立派なセックスの一形態です。

そして、自分自身で快感を得ることは、相手とするセックスと同じくらい、膣の健康に対してもいいことなのです。

パートナーへの不満をいたずらにつのらせて、大して好きでもない人とゆきずりの関係を持つよりも、ずっと健全で、心とからだにやさしい行為です。

うれしいことに、最近はセルフプレジャーがいっそう充実するグッズが手軽に手に入る時代になりました。グッズを使っての楽しみ方については、後章でさらに詳しくご説明します。膣ケアとしても有効ですので、ぜひトライしてみてください。

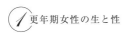

男女の性に対する意識の違い

男と女は異なる生き物。それがよくわかるのが、性に対する意識の違いです。たとえば日本性科学会の調査によると、淋しさの解消手段として、男性の26％が風俗、ポルノなどの性的媒体の利用を挙げていますが、女性はゼロです。同様に性的欲求不満についても、5％の男性は風俗の利用で解消していますが、女性の半数は自然に解消しており、女性が風俗を利用するケースはまったく見られませんでした。

興味深いデータとしては、男女間の「気乗りのしないセックス」に応じる頻度です。

女性は20％の人が、「よくある」と回答しているのに対し、男性は59％の人が「ない」と答えているのです。

気乗りしていないのにセックスに応じるのは、圧倒的に女性のほうが多いのですね。

そして「どちらから性交を求めることが多いか」は、男女ともに8割以上が男性からのほうが多いと答えていますので、積極的なのは男性、受け身なのは女性と考えられます。

面白いのはその応じる理由です。男性は、相手が喜ぶからという回答が多いですが、女性の回答で目を引いたのは、相手がかわいそうだからという答え。これを見ると、主導権は男性が握っていて、女性はそれに従うもの、という図式ができ上がります。

平成の時代になっても、この関係性はいまだ変わりがないようです。

とはいっても、かつていわれていた、女性の性に対する世界観については、徐々に変化が見られる傾向にあります。

だいぶ長いこと、男性はセックスと愛情を切り離す場合があるが、女性はまず愛情ありき。愛情がなければ、セックスに進むことはないといわれてきましたが、ここのところ特にアラフィフ女性の間では、その定義は少しずつ崩れているのです。それは、見た目も、メンタル面も実年齢より若々しく、エネルギッシュで前向きな彼女たちが、まだまだ現役の女性として、男性たちの目に映ることにあります。

さらに昨今の熟女ブームも後押しします。アラフィフ女性の醸す、これまでの人生経験による包容力や話題の豊富さなど、若い女性にはない魅力に、男性たちはこぞって癒されたがっているため、男性からアプローチを受ける機会も多くなっています。

アラフィフ女性からすれば、もちろん誇らしいことです。ことに、結婚、仕事と家事の両立、そして子育てと、髪を振り乱し、ときには女性であることを捨ててまでがんばった時期を乗り越えた女性にとっては、見事女に返り咲いた勲章のように思えるものだからです。

そこで、さして愛情などは感じられなくても、そこそこ好感の持てる相手であれば、ワンナイトラブに至ってもいいという気分になってしまう女性は、少なくありません。

　自分がまだ、女として相手を魅了できるか、確認してみたいという思いも手伝って、あっさりとベッドを共にしたうえ、後腐れなくお別れする。そんなライトな感覚で男性と関わる女性も、確実に増えてきています。

　それは、あと自分に、どれだけの女性としての残り時間があるかという、焦りにも似た心理が働いてのことという人もいます。現役でいられるうちに、できる限り女性としての歓びも味わいたいし、男性からも賞賛されたいと願う気持ちは自然なものでしょう。

　タイムリミットには、貞操観念という言葉など、簡単に忘れさせてしまう力があるのは、本当のことのようです。

　また欧米などのキリスト教文化圏と違い、もともと文化的に一夫一婦制に対する倫理感が希薄な日本では、夫以外の男性を愛してしまった場合に、種々の理由から、離婚を選択せず、不倫とか婚外恋愛とか呼ばれる状態を長く維持し、その結果それなりの年齢になってしまったという女性もいます。恋愛の形、男女の関係性も多様化しているのが現代といえそうです。

性欲と快楽についてもっと知りたい

これまで女性の性欲については、長い間タブー視されていました。ですが、そんな時代はようやく終わり、現代では女性自身の性欲について知り、いかに快楽を得ていくかを試行錯誤することは、人生の楽しみを追求するうえで大事なことと認識されてきつつあります。

少なくとも、性欲を感じることを恥じる必要などありません。それは心身ともに健全である証拠。もっと自分の欲望をあるがままに認め、満たしていくことを積極的に考えたいものです。

ところで、この女性の性欲ですが、男性と違って大変個人差が大きいことをご存じでしょうか。自然な性欲が一定してある人もいれば、パートナーに求められたり、刺激的な場面を見たりしたときに、突発的に強い性欲が起こるという人もいます。反対に、まったく性欲が起こらなかったり、性欲そのものの存在すら忘れてしまっているという人も。

こんな現状を見ると、いったいどの程度が正常なのかと気になるものですが、ズバリ、いずれも正常です。ですから、性欲があり過ぎるのでは、なさ過ぎるのではと気に病む必要はまったくありません。性欲の傾向は女性の数だけあるのです。

男性の性欲の強さは「絶倫」とポジティブにとらえられる反面、女性が性欲を訴えたりすると「淫乱」というネガティブな反応をされたりもしますが、そもそも性欲があることとは、決して淫らなことではなく、心身ともに健全であることの証明です。

ところで、アブノーマルといわれるセックスを望んでいる人もいるでしょう。複数の男性に愛されたいと思ったり、スワッピングやSMといったプレイに関心を持つことも異常なことではありません。

ただし、これにはルールがあります。それは、自分の心とからだも、相手のそれも決して傷つけないこと。そして自分と相手の心とからだを尊重しながら存分にエンジョイすることです。これさえ守れていたなら、十分に正常の域といえますから、安心してください。

さて、性欲を満たすとなれば、その先にあるのは快楽ですが、アラフィフ女性の中には、思いのほか絶頂感を知らないという人もいるようです。気持ちがいいとは感じても、イクという感覚がわからないまま、今日まできてしまったという声もよく聞きます。

このような人たちに共通しているのは、セルフプレジャーである、マスターベーションの経験がないことです。知識として知ってはいても、関心がなかったり、あるいは自慰に対して嫌悪感があるという人もいます。

性欲に関しては、すべてのケースが正常と前述しましたが、マスターベーションについてもまったく同じことです。パートナーがいながらマスターベーションをするのは悲しい、という思いを持つ人もいますが、マスターベーションもセックス同様、人間にとっては当たり前の行為。もしも関心があるなら、積極的に行なうことで絶頂感を得やすいからだに変わっていきます。

マスターベーションは、どのようにすれば自分のからだは反応するのか、自分の感じる場所はどこなのかを知るために最適な機会です。オーガズムを得る訓練にもなるので、もっと気軽に楽しんでみてください。

相手には好きなタイプの俳優やアイドルを妄想したり、女性用AVなどを視聴すると、よい刺激になっていっそうセクシーな気分が盛り上がるでしょう。マスターベーションでイク感覚をつかんだ途端に、セックスで毎回オーガズムに達するようになった人もたくさんいます。

またすでにオーガズムを感じているのに、それを自覚していない女性もいます。気絶するほど気持ちよくなければ、オーガズムではないというわけではないのです。女性のオーガズムのパターンに関しては、後述します。自分のオーガズムのパターンを認識するためにも、セルフプレジャーは重要です。

「私はオーガズムが得られない体質」と決め込んでいる人もいますが、本来絶頂感が得られない女性はいません。あきらめてしまう前に、トライしてみませんか。

2

女性の性欲は55歳満開説

更年期、閉経で性欲が強くなる

一般的に、更年期、閉経と進むにつれて、性欲は弱まっていくというイメージがありますが、これは間違った認識です。実際に弱くなる人もいますが、強くなる人も相当数います。

この時期に性欲が強くなる、はっきりした理由はわかっていませんが、要因としてはホルモンの問題が挙げられます。閉経を機に性欲が強くなる現象は、女性ホルモンが減ることで、相対的に男性ホルモンが増えることによるものといわれています。

性欲は男性ホルモンや、脳内ホルモンのドーパミンに関連があり、これらのホルモンが増えると性欲は強くなります。女性にも少量ではありますが、副腎から男性ホルモンは分泌されていますので、閉経によって卵巣から分泌される女性ホルモンが減少すると、男性ホルモンの量が優位になるため、性欲が強くなるのは自然なことなのです。

さらに「楽しみ」に関連するホルモンであるドーパミンは、男性ホルモンの相対的増加に伴って増加すると考えられ、これも性欲を増強する一因と考えられています。

更年期、さらに閉経後も欲望があるなら、セックスを続けましょう。定期的にセックスの機会を持っているアラフィフ女性は、性機能が維持されているため、見た目も若いといわれています（ちなみに、監修者がお会いしたセックスを続けている最高齢女性は、85歳でした）。

加えて、安定したセックスがある人は、軽い疲労とこころよい安心感から質の高い睡眠が得られることから、免疫力も上がり、体調もよくなります。

ですが、ひとつ気をつけたいのは、いくら強い性欲からのセックスがアンチエイジングになるといっても、その相手との関係がよくなかったり、好みの男性でなければ行なわないこと。かえって心身にストレスがたまって、悪影響が及びます。心から信頼できて、快楽を共にすることで幸福感を分かち合える相手とセックスしましょう。

なぜオーガズムは起こるのか

オーガズムとは、性的に興奮した際に、骨盤底筋群が収縮運動を行なう状態のことをいいます。では、いったい何故その絶頂感は訪れるのでしょうか。

実は、オーガズムには快感だけではなく、大きな目的があるからです。膣内に入った精子を、収縮運動によって卵子と受精しやすくするために、奥へ奥へと導こうとするために、オーガズムが起こるといわれています。つまり、オーガズムは人間が子孫を残すための重要な働きでもあったのです。

ちなみに、男性のオーガズムは、射精の際に1度大きく盛り上がって終わり、というパターンですが、女性のオーガズムには様々なパターンがあります。男性同様、1度だけ強い快感に達して終わる場合もあれば、寄せては返す波のように、何度も快感がくるケースもあります。また、平坦な興奮状態が続き、波やピークがないまま終わるオーガズムもあります。この平坦な状態がオーガズムといえるのか疑問に思う人もいるでしょうが、大きな盛り上がりがなくても、興奮状態が持続することで、本人は快感を感じるのです。

なお、男性の中には、「女性は何度も激しくイクもの」という先入観を持っている人もいます。そのような男性は、セックスでそのように反応が起きなかった場合、本当に自分とのセックスで満足しているかと聞きたがることがあります。その際は女性のオーガズムには色々なパターンがあることを伝えてあげてくださ い。男性側の不安を取り除けば、これから先もいいセックスを楽しんでいけるでしょう。

さて、オーガズムに関して女性が関心を寄せることに、絶頂を感じる性感帯の問題があります。特に、まだオーガズムを知らないという女性は、クリトリスとGスポット、どちらのほうがイキやすいかという疑問を持つようです。これは、まずクリトリスへの刺激でイケるようになることが先決。Gスポットでのオーガズムは、次の段階と思っていいでしょう。クリトリスでオーガズムを感じられるようになれば、次第にGスポットでもイケるようになります。

どちらでイクほうがより快感の度合いが高いかという疑問を持つ人もいます

が、最近の研究ではクリトリスの脚の根もとの部分がGスポットであることがわかってきたため、クリトリスとGスポットのオーガズムは同じ質であると考えられています。

そして、クリトリスとGスポットとはまた違った快感が得られるといわれている性感帯に、ポルチオがあります。膣の奥にある子宮頚部の下側の、後膣円蓋（こう膣えんがい）という場所のことです。膣に指を挿れると、膣の奥にコリっとする突起物を認めますが、そこが医学的なポルチオと呼ばれている部分で、そのポルチオを下からペニスが刺激するときに起こる快感が、ポルチオ性感と呼ばれています。

世間ではポルチオでのオーガズムが「女性にとって最大の、究極の絶頂感」であると、まことしやかに囁かれていますが、実際のところは「痛みが強く、不快でしかない」という女性がほとんど。ポルチオでオーガズムが得られる女性は全体の1～2割程度だといわれています。

ところが、この「ポルチオ・最強オーガズム説」を信じ込んだ男性は、深い挿入と激しいピストン運動をしがちなものです。痛い場合ははっきり伝えて、浅めの挿入をしてもらいましょう。

心とからだが満たされるセックスがしたい

アラフィフという年代は、もちろんまだセックスの現場においては現役ですし、からだのケア次第で、これから何年でも「セックスのある暮らし」は楽しめます。とはいえ、確実に女性としての残り時間は少なくなっています。ですから充足感のないセックスなど、ただの1度だってするのはもったいないこと。

自分の心とからだをつまらないセックスで無駄遣いしないために、まずは自分がどんなセックスを望んでいるのかをはっきりさせましょう。そのためには、セックスに対して自分を主体にして考えてみることが肝心です。

アラフィフ女性には「セックスにおいて、女性は男性に従うもの」という常識を植え付けられてきた人も多いせいか、とかく男性を先行させてセックスを考える傾向があります。

たとえば、いわゆる「勝負下着」というものにしても、自分が好きで着けたいと思う下着より、男性のテンションがより上がる下着を選んでしまうといったことから、自分の快感はさておき、ちゃんと男性に気持ちよく射精してもらうことのほうを優先して考えてしまうなど、自分の本当の気持ちを二の次にしてしまう人が少なくないのです。

こんな習慣を続けていては、納得のいく快感にたどり着くことはいつまでたってもできません。SMのM系の人が、「従順な私」というキャラクターを演じられた実感を得られるくらいが関の山です。

自分がセックスできる持ち時間が有限であることを意識してみてください。このまま、男性の快感ばかりに気を使ったセックスを続けていったところで、あなたの心とからだは満たされるでしょうか?

とりあえず、男性への気づかいは横に置いておいて、自分の本当の望みについて考えてみてください。特にこれまで、天にものぼるような快感を得たことがない人ならなおさらです。

　そして、自分の本心が見えてきたなら、相手に包み隠さず打ち明けてみましょう。アラフィフ女性なら、ほとんどの場合、気心の知れた相手をセックスのパートナーにしていると思われますから、相手を信頼して、何でも口に出してみてください。昨日今日セックスを知ったようなお嬢さんがいったなら、ちょっと驚いてしまうような欲望や主張でも、しっかりと成熟したアラフィフ女性の言葉なら、きっと説得力をもって伝わるはずです。

　特に話さなければならないのは、自分のからだの負担になることへの対処についてです。

　濡れ方が少なくなってきたら、潤いを補うゼリーを使ったり、女性上位で自分のペースで挿入するなどの提案は、きちんと伝えて理解し合うべきです。ゼリーを使うと相手が違和感を覚えるのではないか、女性上位ははしたないと思われはしないかなど心配することをやめていきましょう。すると、快感を得ることは当然のこと、という新しい価値観が生まれます。となれば、本当にお互いが満たされるセックスとは、男性主体でも、女性主体でもなく、共に対等であることがベストなのだとわかるでしょう。

男性にも更年期がある

さて、ここで同年代の男性のからだについても、目を向けていきましょう。昨今知られてきたことに、男性にも更年期があるという現状があります。女性の更年期は、女性ホルモンが急激に減少することで起こりますが、男性に関してもその原因はほぼ同じ。性腺機能の衰えから男性ホルモンの分泌が低下することで、様々な不調が引き起こされます。女性と違うのは、女性は、45歳から55歳の間に、必ず起こるのに対し、男性は、30歳で発症する人もいれば、死ぬまで発症しない人もいて、人によって発生する時期がバラバラだということです。

症状は似通っていて、疲労感や肩こり、めまい、発汗、動悸、息切れといった身体的なものだけではなく、やる気の減少、イライラ、不安感、記憶力の低下などの精神的な症状も合わせて起こります。また、男性ホルモンの減少は糖尿病や心筋梗塞などのリスクも高めることがわかっています。

さらに男性をとまどわせる症状に、性欲の減退があります。女性の場合は更年期に性欲が高まるケースもあるのですが、男性は総じて弱くなるようです。朝立ちという現象がなくなったり、勃起力が低下したりという事実は、男性にとって気がふさぐことです。

また問題なのは、男性の更年期は仕事においても働き盛りのとき、重要なポストで大いに活躍する時期にやってくるため、こうした症状を一様にストレスのためと片づけてしまいがちなこと。からだへの不安をそのまま放置してしまうために、いっそう精神的にも不安定になり、パートナーと頻繁に衝突するようになって、関係性が悪化してしまうケースもあります。

女性側も、そんな男性の心とからだの変化を見逃さずにいたいものです。イライラをぶつけられたとしても、それが男性ホルモンの減少がさせていることだとわかっていれば、大して気分を害せずにいられます。さらに性機能が悪化していれば、思いきって治療を勧めましょう。内科、泌尿器科への受診がおすすめです。治療方法としては、勃起補助薬（ＰＤ５阻害剤）、男性ホルモン補充療法、漢方薬、サプリメントの服用など、症状に合わせて多岐にわたります。

女性にも、男性にもからだが大きく変化する激動期があります。それを共に思いやって乗り越えられたら、いっそう絆も深まるというもの。お互いの更年期は、これからの人生の歩み方を見直すいい機会でもあるのです。

意外と知らない男性の性

これまでの恋愛経験や結婚生活から、男性の心理や価値観といったものは、それぞれに理解していることでしょう。ですが、その性の実態については、実際のところよく知っているといえる人は少ないのではないかと思います。それは無理もありません。余程強い関心を持ったことがない限り、知る機会もそうはないからです。

熟年期の性生活をいっそう豊かなものにするために、そしてパートナーとの絆を深めるためにも、男性の性について知っておきましょう。あなた自身にも心の余裕が生まれ、セックスに対して感じる漠然とした不安もなくなるはずです。

まず誰もが知りたいのは、男性とは死ぬまでセックスしたい生き物なのかということではないでしょうか。これはまったくもって「男性とは」というひとくくりでは考えられない話です。セックスに対する思いは十人十色、それぞれに大きな個人差があるためです。

日本性科学会が調査したところによると、多くの男性が配偶者に求めているものはセックスではなく、会話であることがわかりました。日常的な雑談から、悩みや相談事を話し合うことが望みというのは、女性側の希望とも一致しています。

ただし、どの年齢をみても、パートナーとセックスしたいと希望する割合は、常に男性のほうが女性より多く、死ぬまでセックスすることを、男性側が欲求としてもっていることは事実です。しかしその欲求とは裏腹に中高年になると、勃起不全といった性機能障害の壁にぶつかる男性が増加していきます。

この症状については昨今よい治療法も増え、よく知られたバイアグラをはじめ、レビトラ、シアリスといった勃起補助薬（ＰＤ５阻害剤）をはじめ、エナルモンデポといった男性ホルモンの注射による治療を、クリニックでは受けることができます。

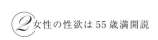

さらにグローミンという男性ホルモンクリーム剤も浸透してきています。グローミンは薬局で買えることから、男性にとってもハードルの低いＥＤ対策として好評です。さらに何らかの対策を続ければ、何歳になっても性行為は可能になりますから、ＥＤ対策が手軽で確実なものになったことで、いくつになってもセックスに対して積極的でいようとする男性も増えていきそうです。（勃起補助薬（ＰＤ５阻害剤）に関しては、インターネットでは、偽薬の販売が大きな社会問題になっています。ちょっと手間でも、しっかりクリニックで処方してもらったほうが、正規品を購入することができます）

また気になることに、男性は射精をしないと満足できないのではないかという問題がありますが、確かに射精したほうが満足度は強く感じられます。排尿、排便同様、排出することには快感があるからです。そのため、高齢になっても射精したい気持ちはあるのです。

しかし高齢になると、射精がうまくできない男性が増えていきます。勃起は、勃起補助薬で、かなり治療できますが、射精障害の治療は、今のところあまりよい治療法がありません。しかし男性が射精障害を患った場合でも、男性のセックスの楽しみがなくなってしまうわけではないのです。ペニスを刺激されている快感とか、膣への挿入感、女性が感じているのを眺めたりして結構楽しんでいるものです。ですから男性が、射精障害になっても、あまり悩んでいないようならば、女性もあまり悩まず、自分の快感を追求してください。

ところで、男性は一生のうちの射精回数が決まっているという話を聞いたことがある人もいると思いますが、これは俗説。若いうちにたくさん射精したからといって、早く機能がおとろえたりはしません。精液が何歳まで作られるかは大きな個人差があるからです。よって、打ち止めというものはありません。

ですから、俗にいわれる射精の際に赤い玉が出れば、それで男としての人生は終わり、という話は間違った都市伝説なのです。

性生活にはパートナーとのコミュニケーションが大切

経験豊富なアラフィフ女性たちに、これまで経験した最高のセックスはと訊ねてみたら、一様に意志の疎通が素晴らしくスムーズにできたセックスだったという答えが返ってきました。からだの相性やテクニックの有無よりも、お互いの趣味嗜好を熟知し合った上でのセックスは、愛撫ひとつとっても、かゆいところに手が届くよう。阿吽の呼吸で絶頂も共有でき、深い心の満足が得られたというわけです。

そんなセックスは、パートナーとの密なコミュニケーションなしには実現できません。あなたは、パートナーとセックスについて、深く話し合ったことはありますか？　お互いがどんなセックスを望んでいるのかがわからなければ、せっかくのベッドタイムも、いつもどこか物足らない、不完全燃焼で終わってしまうものです。また、相手とのセックスに満足できないと、相手を大切に思う気持ちも薄れかねません。それは、自分がどこか粗末に扱われているかのような気持ちになってしまうからです。

もちろん、男性側も女性を歓ばせたいという気持ちはあります。ところが、そんなサービス精神旺盛な男性が参考にするのは、雑誌やアダルトビデオといったものであることが多く、その内容を鵜呑みにしてしまう場合もしばしば。そのため顔に向けて射精するなど、女性側からすれば不快でしかない行為に出る男性もいます。

こんな勘違いを避けるためにも、して欲しいこと、して欲しくないことははっきり相手に伝えましょう。もはや当然のプレイと思われているオーラル・セックスでも、したくなければ断っていいのです。その際に気をつけたいのは、相手のプライドを傷つけずに伝えること。相手の行なうことを頭ごなしに否定してはいけません。

また、決して口にしてはいけないのは、相手のセックスの強さやからだに対するネガティブな感想です。これによって自信を失い、最悪の場合はED（インポテンツ）という症状を招くこともあるからです。

相手に気持ちを受けとめてもらうには、まずはベッドを共にできることに感謝している、という思いが伝わるように話すのが一番です。そのうえで、お願いするようないい方で伝えてみてはいかがでしょう。「痛いから、やめて」というのではなく、「もっとソフトにしてほしいの」といったように。すると相手も、あなたとのセックスをよりよいものにしたいと思えて、快く対応してくれるはずです。

また、男性側から、どのようにすればもっといいのかと聞かれることもあるでしょう。そんなときに的確に答えられるように、日頃から自分の快感スポットや、どんな愛撫をされると気持ちがいいのか、自身のからだについてよく知っておくことです。そのためには日頃からマスターベーションを行なっていると、快感が得られやすいタッチの強さなどがよくわかります。

「55歳満開説」に向けて、もっと感じるからだを育てたい

ちょっと驚かされる説があります。

女性の性欲とは、いったい何歳のときに頂点に達すると思いますか？　経験値こそ低くても、エネルギーにあふれて、徹夜で遊んでもビクともしなかった25歳くらいでしょうか。それとも、それなりに経験も積んで、セックスの楽しみ方がわかってきた35歳あたりでしょうか。

何と正解は、「55歳」。昨今、女性の性欲は55歳が頂点で、その年齢に向かってじわじわと性欲が高まっていくという説があるのです。これは、前述した更年期、閉経時に起こる女性ホルモンの分泌低下によって、性欲を高める男性ホルモンが優位になるためだったり、妊娠の心配もなくセックスが楽しめるという開放感から起こると考えられますが、何とも一般的な常識を覆す、痛快ともいえる説だと思いませんか。さらにいうと、この年齢は恋愛への欲望も高まるときでもあるのだそうです。熟年離婚が増えてきたのも、子どもが自立したことも後押しし、女性としての残り時間を悔いのないように生きたいと思う女性が動き出したからともいえます。

現代のアラフィフ女性にとって、55歳は決して枯れてしまう年齢ではありません。この満開説に、励まされた人もいるのではないでしょうか。ただし、枯れることはなくても、セックスを楽しむからだのことを考えると、更年期前、閉経前と同じようにはいかないことを意識しておいてください。どうしてもここには加齢の問題が加わり、女性ホルモンの低下や女性器の衰えから、思うようなセックスができなくなってしまう場合もあるのです。

そこでこれからはじめたいのが、女性としてのからだのケアです。デリケートなお年頃のからだは、放っておけば劣化の一途をたどってしまいますが、お手入れ次第では今より若返らせることもできますし、いつまでも健やかな状態を保つことも可能です。

そして実は55歳など、まだまだ性の道半ばともいえます。今や、老人ホームで婚活も行なわれている時代。いくつになっても人生から性の歓びを消さずにいる人も少なくないのです。いつ如何なるときに、素敵なセックスのチャンスが訪れないとも限りません。そんなギフトをいつでも楽しめる、しなやかで潤いにあふれたからだを、これからぜひともつくっていきたいものです。

「妻だけＥＤ」という問題

結婚しているアラフィフ女性にとって、夫だけがセックスのパートナー、という人は多いことでしょう。婚姻関係を結んでいる限り、配偶者以外とのセックスは悪とされている世の中ですから、当然といえば当然のことです。

ですが、昨今浸透してきている話題に「妻だけＥＤ」という問題があります。これはまさに、妻を相手にしたときにだけ、勃起ができないという状態のことです。女性にとって非常につらいのは、夫はマスターベーションもできるし、ほかの女性とならセックスも可能ということ。これが原因で別居、離婚にまで発展することも少なくない、大変深刻な問題です。放っておけば、そして貞淑であるなら、一生セックスする機会がなくなってしまうわけですから。

よくいわれることに、立ち合い出産が原因という説があります。女性器から赤ちゃんが出てくる瞬間は確かに感動的ではあるのですが、これがきっかけで妻との性行為が怖くなり、セックスレスになってしまったという男性は少なくありません。

また、長く生活を共にする中で、妻を家族の一員として見るようになり、女としてとらえられなくなったために、妻とのセックスがいわば「近親相姦」的に感じられてしまうという男性も多いようです。

もちろん夫の勝手な言い分とばかりはいえません。妻側としても、仕事に家事に育児にと忙殺されて、身なりにかまわなくなったり、太ってしまったりと、女性としての魅力を保てずにいれば、夫も妻を子どもの母親としてしか見られなくなっても無理はないでしょう。

そこで必要になるのが、前に述べたパートナーとのコミュニケーションですが、夫婦間の場合はそれに加えて、非日常的な空間をつくることも大事になります。

おすすめなのはたまには家庭の延長である家から離れて、ラブホテルに行ってみることです。その前にムードのあるお店で食事をするなど、気分を盛り上げてからだとなおいいでしょう。可能ならふたりだけで旅行するなど、日常から離れる時間をつくってみてください。

それでもむずかしい場合は、専門医への相談が必要になるでしょう。妻だけEDの症状にはバイアグラなどのED治療薬での治療が行なわれます。ほとんどの場合は治療薬で改善できるので、夫にもっとも適した薬を処方してもらうといいでしょう。

ただ、夫が医療機関にかかる気持ちがあれば問題はないのですが、そこまでして治す気はないといわれてしまうケースも多々あるようです。その場合どう考えればいいかは、この後述べていきたいと思います。

「夫だけNG」におちいってしまったら

反対に、妻側が「夫とはしたくない」という状態におちいるケースも増えています。セックスどころか、同じ部屋にいるのも嫌、洗濯物を一緒に洗うのも嫌というほど、夫への嫌悪感が高まっている女性もめずらしくなくなっているそうです。

この原因もやはり、夫の男性的な魅力が欠けてきたことが大きく、だらしない格好で部屋をうろつく、平気で目の前でおならをする、加齢臭が気になる、太ったり髪が薄くなるなど、出会った頃とは別人と化してしまったことに幻滅するという場合がほとんどです。

さらに、共に家庭を営んでいく中で、精神的な裏切りにあったことが許せないというケースも。共働きであるのに、家事を一方的に押し付けられた、出産後の気づかいやサポートがなかった、夫の両親から気に障ることをされた、そして不貞を働かれたなど、数々の恨みが高じて、とてもセックスの相手などしたくもないというわけです。

夫とセックスするくらいなら、韓流ドラマを観てときめいていたほうがよっぽどまし、夫は夫で、好きに外で済ませてくれれば結構とまでいい放つ人もいるほどです。

一方、夫のことは好きで仲もよいけれど、もう同じ家庭を築いていく同志的な感覚が強くなって、夫、妻ともどもセックスから卒業してしまったという夫婦のかたちもあるようです。

どのケースにしても、夫婦間でセックスがなくなるということは、女性にとっては特に、これから本格的なセックスレスにおちいる流れになりましょう。また夫側も「妻だけＥＤ」で、しかも根本的に治療をするつもりがないなら、女性にとっての性生活は絶望的なものになってしまいます。

そこでアラフィフという年代を迎えている今、もう一度夫との関係を見直してみることをおすすめします。このまま対策をとらずにいれば、完全に心が離れ、やがては殺伐とした間柄になってしまうでしょう。子どもから手が離れる時期でもありますから、同じ趣味を持つなどして、もう一度気持ちを通わせる努力をしてみてはいかがでしょうか。さらにお互いに正直な気持ちをさらけ出すことで、また一から関係性を築いていけば、再び相手を必要と思う気持ちが戻ってくる可能性も大です。

それでも修復が不可能な場合に考えられるのは、夫婦ともにセックスフレンドを持つという選択です。夫婦間で理解がし合えて、自分の気持ちも心からそれを求めているなら、新しい人間関係のかたちとして、考える余地はあるかも知れません。

またアラフィフになって、思い切って離婚して、新たなパートナーと第2の人生を歩みだす女性もいます。アラフィフまでの夫は、生殖のためのパートナーと割り切り、アラフィフ以降人生を楽しく過ごすためにパートナーチェンジするのです。

このような女性達は、チェンジの時期に顔や膣のプチ形成等を行い、自分をブラッシュアップしたりします。

いずれにせよ、生身の男性とのセックスのない人生を受け入れられるか否か、大人の女性として冷静に考えることです。そのうえで夫と性的関係を再構築するか、パートナーチェンジしたり、セックスフレンドを持つかを検討してほしいと思います。

3
更年期の不調はホルモンバランスの乱れが原因

そもそも、女性ホルモンとは何なのでしょう?

デリケートなアラフィフ女性のからだを語るうえで、欠かせない女性ホルモン。そもそも、女性ホルモンとはいったいどんなものなのでしょうか。

まず、ホルモンとは脳の指令を受けて体内に分泌される生化学物質です。実に人間のからだには100種以上のホルモンが働き、様々な組織や器官をコントロールしています。そのうちのひとつである女性ホルモンは、名前の通り女性のからだに大きな影響を与えるもので、一生のうちでティースプーン1杯程度しか分泌されませんが、毎月のからだのリズムをつくり、脳や血管の壁、皮膚や粘膜、骨にも関わり、心身を健やかに保つ働きをしています。

女性ホルモンにはエストロゲン（卵胞ホルモン）とプロゲステロン（黄体ホルモン）という2種類があります。美しい女性らしさ、そして性的機能をつかさどるホルモンとして、エストロゲンが重視されますが、エストロゲン過多には乳がんや子宮がんの発症リスクがあります。対してその作用を打ち消してくれるのがプロゲステロン。つまり大切なのは、このホルモンのバランスなのです。女性の体調は女性ホルモンによって変化するので、年齢や状態に合わせたバランスのよい分泌が行なえるような方法を実践していきたいもの。生活習慣やストレスなどで乱してしまうのはもったいないことです。自分にとってベストな対処法を見つけて、更年期、閉経期といったゆらぎの時期を楽に乗り越えていきましょう。

女性ホルモンが減ってきたときの不調

女性ホルモンが減ってきたことを実感するのは、大体45歳あたりからでしょう。閉経前後のおよそ10年間を更年期と呼びますが、日本人の平均閉経年齢は51歳ですので、45歳から55歳頃が更年期といわれる時期です。

誰しも、一番はじめに更年期、閉経を意識するのは月経周期の変化でしょう。一番多いパターンでは、まず月経周期が短くなり、1回の月経の際の経血量が少なくなった後、生理周期の間隔が長くなっていきます。一方、月経周期が長く不規則になったり、月経血量が増えて貧血になる人もいます。まれですが、ずっと月経周期が正常で、ある日パタッと月経が来なくなったという人もいます。

典型的な症状には、ホットフラッシュがあります。寒い季節でも突然からだがカーッと熱くなって、異常なまでに大量の汗をかいてしまうことです。加えて冷え、めまい、耳鳴り、倦怠感、動悸、息切れ、肩こり、関節痛、筋肉痛、下痢、便秘と、からだに出る不調は様々です。45歳を過ぎて、これまで経験したことのない症状を認めたら、女性ホルモンの低下が関係していると考えていいでしょう。女性ホルモンの低下は血行不良や代謝不良、自律神経の失調を招くため、不調として現れてくるのです。

不快な症状はからだだけではなく、心に対しても出ます。不眠やイライラ、気分の落ち込みなどの情緒不安をはじめ、気力や集中力の低下、記憶力の低下といった症状も起きます。そもそも更年期を迎える頃は、仕事の内容や、夫婦・親子の関係の変化など、あらゆる悩みを抱える時期です。子供が大学受験を失敗してしまった人や、親の介護がはじまる人もいるでしょう。そんなストレスで疲れてしまうことも、メンタルの健康をおびやかします。

さらに女性としてショックなのは、美容上のトラブルです。肌が乾燥しやすくなった、白髪、抜け毛が増えたといったことから、ダイエットしても痩せず、太りやすくなるという事態も起きます。これは女性ホルモンが低下すると、新陳代謝が悪くなって、脂肪をため込みやすくなるためです。

こうしてみると、45歳までの女性は、如何に女性ホルモンによって支えられ、守られていたのかがわかります。そしてこのまま何もしなければ、これらの不調にいっそう悩まされてしまうのも明らかです。ところが、うれしいことに正しい対策をとれば、女性ホルモンの低下は食い止められ、ホルモンバランスを整えることは十分に可能なことがわかっています。

心もからだも不安定になりがちなこの年代、まずは自らの女性ホルモンの力をあげていくことを考えていきませんか。

疲れやストレスも女性ホルモンにとって大敵

仕事に、プライベートにと忙しいアラフィフ女性。日付が変わる前にはベッドに入ったことがない、などと豪語していたりはしませんか。なまじっか無理がきいてしまう人は、まだまだ20代、30代の頃と同じくらい体力があると、いいようにとらえてしまいがちですが、そんなことはありません。女性ホルモンの分泌のピークは30歳を過ぎたあたりで、それ以降は分泌は下降をはじめます。また女性ホルモンの分泌だけではなく、体力も、免疫力も、からだの機能も、30歳を境に、徐々におとろえていくので、そろそろペースを落とす必要があります。

おすすめしたいのは、これまでがんばってきた度合いを100としたら、これからは60くらいの力で何事も行なっていくことです。おそらくこの程度セーブすれば、無理なく、からだに負荷をかけずに物事をこなしていかれるでしょう。この、「無理なく、楽に」という感覚を大事にしてください。

アラフィフ女性であれば、すでにあらゆる場面で経験も積まれていることでしょう。特に仕事に関しては、すべて自分でやろうとせず、自分にしかできないことだけに力を注いで、あとは人にまかせることも覚えてください。仕事の質は落とさずに、仕事量を減らす工夫が、要らない疲労から自分を守るコツです。

家事についても同じです。家族にも協力してもらって効率よくすすめて、家事に費やす時間を減らし、自分の自由時間を増やしましょう。また、子どもが自立し、子育てからも解放されるときですが、安堵と同時に、空虚な気持ちや不安感に襲われる「空の巣症候群」におちいる危険もあるときです。頭痛や不眠のほか、アルコール依存症になるケースもありますので、気持ちを子育てモードから切り替え、今の一個人である自分を見つめ直してみてください。今までやりたかったけれど、忙しくてできなかったことや、これからやってみたいことなど、リストアップしてみてください。きっと新しい趣味やライフワークに出会えるでしょう。

特に真面目で責任感の強い人ほど、物事をがんばり過ぎて疲労やストレスを蓄積してしまいがちです。すると、自律神経のバランスが崩れることで、自律神経をコントロールしている脳の視床下部という場所の働きが乱れます。この視床下部は、女性ホルモン分泌の指令を出す役目を持っているため、ホルモンの指令塔がうまく働かなくなる結果、女性ホルモンの分泌が滞り、アップダウンしてしまうのです。

アラフィフからの毎日は、もっと楽しく、快いことに目を向けて、リラックスを心掛ける過ごし方にギアチェンジしましょう。それがこれからのはつらつとした人生の決め手になります。

女性ホルモン力を上げる3つのルール

アラフィフ女性にとって、女性ホルモンの存在は決して軽視してはならないものとおわかりいただけたでしょう。つまり、女性ホルモンの力を最大限に引き出す生活を続けていけば、この先ずっと心身共に健康で、生き生きと暮らしていかれるのです。

さて、それでは女性ホルモン力を上げていくための、３つのルールをご紹介しましょう。いずれもきちんと身につけることで、常に快適な心とからだを保てるようになります。

ルール その1▼▼▼温める

からだが冷えると血行不良が起こり、様々な不調に見舞われますが、女性ホルモンが低下してくると、女性のからだはいっそう冷えやすくなるので、意識的にからだを温めるように心掛けましょう。

たとえばお風呂ですが、きちんと湯船につかっていますか? 忙しいからと、シャワーですませてはいないでしょうか。1日の終わりには、38~40度の、ぬるめのお湯に入ってのんびりとからだをゆるめましょう。熱過ぎるお湯は避けること。長くつかっていられないので、からだが温まらないうえに、交感神経が刺激されてからだも脳も興奮してしまうからです。また肌のバリア機能も奪われてしまいます。

温まる時間は、疲れない程度の10分~20分を目安にしましょう。お好みのエッセンシャル・オイルをバスタブに数滴落とすと、なおリラックス効果が高まります。イランイラン、オレンジ・スイート、カルダモン、レモン、レモングラスには血行促進作用があるので、からだを温めたいときには最適のオイルです。

　下着にも気を配りましょう。ナイロン、ポリエステルなど化学繊維の下着は蒸れやすく、通気性も悪いので避け、天然素材のものを身に付けるようにします。もっともおすすめなのはシルクです。保温性、吸湿性、放湿性のいずれも優秀で、夏はさわやかに、冬は暖かく過ごせます。汗をかいても湿りにくいのが特長。シルクの成分は肌と同じタンパク質ですから肌触りもよく、ストレスのない着け心地が楽しめます。シルクは無理という方は、肌にやさしいきなりのコットンがおすすめです。素敵なデザインの勝負下着は、デートのときだけにして、普段は、シンプルでナチュラルな下着ライフを楽しみましょう。

　食事も大事です。朝食は抜かずに毎日とってください。朝食を食べると、眠っている間に下がった体温が上がる効果があります。朝からしっかり食べ物のエネルギーで熱をつくり出していきましょう。忙しいからとファストフードやコンビニ食、おにぎりや菓子パンなどの炭水化物に偏りがちな人も要注意です。タンパク質やビタミン・ミネラルが不足していては、からだを温めることができないのです。

特に冷え症が気になる人は、「夏に収穫されるもの」にご注意を。からだを冷やす働きがあります。昨今は季節を問わずに色々な食材が食べられますが、トマトやレタス、きゅうり、ナスやゴーヤなどの夏野菜は、食べるならよく火を通してからにしてください。冬が旬の、にんじん、ごぼう、さつまいも、かぼちゃ、大根、れんこんといった根菜はからだを温める作用があるので、積極的にとりましょう。

また、冷えが和らぐ食材として生姜が人気ですが、からだを温めるためには加熱して食べること。これは、生姜を加熱すると、生姜に含まれている成分のジンゲロールがショウガオールに変わることにあります。ショウガオールには体内の血流を増やして、からだの深部から熱を生み出す力があるのです。ショウガオールは、生の生姜にはほとんど含まれていないので、炒め物や煮込みものなどで食べるようにしてください。

ルール その2 潤す

女性ホルモンには、からだの潤いを保つ働きもあります。肌を潤すためには、肌の角質層にあるセラミドという水分を保つ力を持つ物質が、十分になければなりませんが、女性ホルモンのエストロゲンにはこのセラミドを増やす作用があるといわれています。女性ホルモンの弱まる更年期、閉経期にはセラミドは不足気味になり、からだが乾きやすくなるので、潤いを足してあげましょう。

特に洗顔後、入浴後は一刻も早く保湿をすることが鉄則です。洗い上がりの肌は、急速に乾燥に向かいますので、すみやかにローションなどでお手入れしてください。

水分不足も潤いの大敵です。水もしっかり飲みましょう。また、冷え過ぎた水を飲むとからだを冷やしたり、胃腸の機能を低下させてしまうので、常温のものがおすすめ。白湯はさらにおすすめで、血流がよくなって冷えがとれるほか、女性ホルモンの分泌をうながすデトックス作用もあります。

潤いが足りなくなるのは、肌だけではありません。女性ホルモンの分泌の低下は目の潤いにも関わってきます。ドライアイを防ぐために、瞳にやさしい涙に近い成分の目薬でケアしてください。

同様に、口の乾きによるドライマウスの対策も行ないましょう。唾液が出にくくなると、口内炎にかかりやすくなる、食事がしづらくなる、虫歯や口臭が心配になるという症状が起こります。口内の粘膜にやさしいハーブティーを飲んでみてください。セージやフェンネル、タイム、ペパーミントなどを、飲むだけでなくうがいにも利用すると、さっぱりして気持ちがいいです。ほかには、よく噛んで食べたり、ガムを噛んで唾液の分泌をうながすのも効果的です。口の中を潤す保湿ジェルやスプレーなど口中ケアグッズなども上手に活用してください。

ルール その3 ▼▼▼ 癒す

心の状態も女性ホルモンの分泌に大きく影響します。仕事や家庭の問題などで心が疲れ切ってしまうと、メンタルの不調はもちろん、体調もすぐれなくなります。自分にぴったりな、よく効くストレス解消法をいくつも見つけてください。

その日のストレスは、その日のうちに解消、をマイルールにしましょう。心の状態に無頓着でいるのはよくありません。

特に女性ホルモンが低下する時期は、うつなど心の症状が出る場合が多いのです。セロトニンという名前をご存じだと思いますが、これは「幸せホルモン」とも呼ばれる脳内神経伝達物質のことで、精神の安定に必要なもの。不足するとうつ病や不眠症を招くといわれているものです。このセロトニンは女性ホルモンの分泌が低下すると減少しやすくなるので、デリケートなアラフィフ女性にとってはメンタルのケアは欠かせません。積極的なストレス解消とともに、リラックスタイムを意識して設けるようにしてください。

即効性があるストレス解消法には、自然に触れることがあります。特に、砂浜を素足で歩くと、砂が足の裏からストレスを吸い取ってくれる効果があり、気持ちがすっきりします。森林浴もいいでしょう。森林には樹木からフィトンチッドが豊富に発散されていて、これが自律神経を安定させたり、精神的な落ち着きをもたらしてくれるからです。ゆっくり深呼吸しながら歩いてみてください。いずれも副交感神経の活動が活発になって、リラックスした状態に入りやすくなる方法です。

気分転換をすることも大事です。日頃から家族の世話に追われて、自宅でもリラックスがしにくいという人は、ときには家を離れてひとりの時間を持つことも効果があります。旅行に出掛けられればベストですが、それが無理なら、シティホテルで1泊するなど、非日常の環境に身を置いてみてはどうでしょう。自分のためだけに時間を使うと、大変豊かな気分になり、疲れ切った心もよみがえるはずです。

そして人間関係をふるいにかけることもおすすめします。心の負担や、不快感を覚えるような関係からは離れて、本当に大切にしたい人たちだけと関わっていくようにすると、要らないストレスも避けられます。さらに厳選された人間関係の中では、心も満ち足りますから、元気も癒しも得られて、いいことづくめです。

ホルモンバランスを整える生活習慣

「生活習慣病」という言葉があります。これは厚生労働省によると「食習慣、運動習慣、休養、喫煙、飲酒等の生活習慣が、その発症・進行に関与する疾患群」と定義されたものです。悪しき生活習慣は、確実に人間のからだをむしばむのです。このあたりで、あなたも一度自分の生活習慣を振り返り、見直してみましょう。果たして女性ホルモンの分泌にとって、よい生活を行なえているでしょうか。

更年期、閉経期を機に、ぐっと減ってしまう女性ホルモンの分泌量ですが、決してゼロになるわけではありません。一定量の分泌はずっとキープしていくことも可能なのです。

ところが、この分泌量は人によって違ってきます。70歳を過ぎる頃から、それぞれに体調の個人差が大きくなってきますが、若々しく元気な人は、やはり女性ホルモンの分泌量がキープされていることが多く、反対に体調の悪い人は女性ホルモンの分泌が減少して測定できなくなってしまっている例が多いのです。

そこでアラフィフである今の時期の過ごし方が、大変大事になってくるのです。高齢期に入っても活動的に毎日を送るためには、この時期に睡眠や食事、運動などの習慣をどれだけ整え、改善して過ごすかが決め手です。

そのために重視したいのが睡眠です。女性は男性に比べて睡眠トラブルを抱えやすいといわれているのですが、それは女性の睡眠に女性ホルモンが非常に影響しているため。女性ホルモンの分泌量が変化すると、眠気が強くなったり、不眠になったりするのです。

そこでこれからは、上質の睡眠をとるために、睡眠の環境を整える習慣をつけていきましょう。忙しくて十分に睡眠時間がとれなくても、「よく眠れた」という熟睡感が得られれば問題ありません。すっきりした目覚めから1日をスタートさせるために、今日から続けたいことをご提案しましょう。

まず、寝る時間を決めること。毎日決まった時間にベッドに入ることで、入眠へのリズムが生まれます。そして寝る直前までスマホやパソコンを見るのはやめます。特に暗い部屋で見るのはNG。寝る1時間前からくつろげる音楽を聴いたり、心が休まる絵や写真集などを眺めてリラックスモードに入りましょう。夕食は寝る3時間前までに、アルコールやカフェインは寝る1時間前までに、それぞれすませておくことも安眠のコツです。それでも眠りに入りにくい人は、寝る1～2時間前を目安に軽い運動をして入浴するといいでしょう。

そして上質の睡眠を得る特効薬は朝の光を浴びることです。これで体内時計がリセットされるのです。体内時計は朝日を浴びてから14～16時間後に眠くなるようにプログラムされているので、毎朝一定の時間に朝日を浴びる習慣をつければ、おのずと毎晩の消灯時間も決まってくるのです。

さて、ここでひとつ、忘れられがちなことをお伝えします。あなたは自分の姿勢に自信がありますか？　ふっとショーウインドーに映った自分の姿が目に入り、その姿勢の悪さに驚いたことはないでしょうか。姿勢のよさは、女性ホルモンの分泌にとって重要なことです。姿勢が悪い状態が定着してしまうと、からだにはゆがみが出てきます。特に影響を受けるのは、子宮や卵巣を支える骨盤底。姿勢が悪い状態は、骨盤底に負担をかけ、骨盤底の血流を悪くしてしまいます。すると、女性ホルモンを分泌する臓器である卵巣の機能が低下するため、ホルモンバランスに乱れが起きてしまうのです。加えて骨盤底の血行の悪さは、冷えやむくみといった下半身の不調も招くのです。ですからよい姿勢を今のうちにしっかり身に付けておきましょう。

それでは正しい立ち姿勢のとり方をご紹介します。壁を使って行なっていきます。はじめにつま先を軽く開いて立ったら、後頭部、両肩、お尻、ふくらはぎ、かかとを壁につけます。そしてお腹とお尻に軽く力を入れ、両足のひざとかかとをつけるイメージで立ちます。あごは軽く引いてください。横から見て、耳、肩のつけ根、くるぶしが一直線になっているか、人にチェックしてもらうといいでしょう。イメージとしては、マリオネットになったつもりで、頭のてっぺんを天井から糸で吊るされているような感じです。

座り姿勢も練習しましょう。イスには深く腰掛け、足の裏全体を床につけて座ります。背筋をしっかり伸ばし、お腹に軽く力を入れて引っこめます。ひざはお尻と平行か、少し高めの位置に。あごも軽くひいてください。この姿勢は疲れるようですが、本来正しい姿勢は疲れにくい姿勢でもあります。はじめのうちは、意識し過ぎるほど意識してください。徐々にもっとも負担がかからない姿勢として、からだのほうが正しい姿勢をとりたがるようになります。

なお、この姿勢は腹筋にほどよく刺激が与えられるため、次第にお腹まわりがひきしまってくるメリットもあります。

痩せ過ぎ注意！ ダイエットはほどほどに

更年期、閉経期を迎えると、太りやすく、痩せにくくなるのを感じる人もいるでしょう。これは、卵巣の機能低下による女性ホルモンのエストロゲンの減少の影響をうけて、副腎機能が低下してしまい、男性ホルモンであるテストステロンも一緒に減少してしまう場合に起こります。テストステロンは筋肉や骨の成長に関わるホルモンですが、これが減ってしまうと筋肉量が減ります。すると基礎代謝が落ちるために、ダイエット効果が現れにくくなるのです。

美意識の高いアラフィフ女性の中には、そこで自分に無理を強いて、ハードな食事制限をして摂取カロリーを大幅に減らす人もいますが、これはいただけません。とくにタンパク質が不足すると女性ホルモンの分泌は減ります。加えて女性ホルモンは、コレステロールをもとにしてつくられるので、極端に脂肪を減らすと、女性ホルモンの材料不足でホルモンバランスが乱れてしまいます。

炭水化物や甘いものなどは減らし、低カロリー、高タンパク質の食材はしっかりとって「食べないストレス」で心に負担をかけないようにしてください。そしてダイエットを考えるなら、意識的に運動量を増やしてエネルギーを消耗する生活をしましょう。特に行ないたいのが、筋肉量を維持する筋力トレーニングです。基礎代謝を落とさないためにも、また将来の、ずっと動けるからだづくりにも今のうちからはじめることをおすすめします。

また、痩せているほうが若く見える、ファッションもいっそう楽しめると、痩せ願望が強いアラフィフ女性にお伝えしたいのは、この年代からはむやみに痩せても女性的な魅力はアップしないということです。むしろ少々丸みを帯びた、やわらかいシルエットの女性のほうが若く、イキイキして見えますし、男性から見ても魅力的なようです。体脂肪率でいえば、20％台後半くらいがちょうどいいところ。目安としては、20代のときの体重に、1～5kgプラスされた数字がベストと考えてください。くれぐれも、痩せ過ぎにはご注意を。

また、現在ベスト体重から大幅にはみだしている人も、決して「食べないダイエット」はしないことです。夕食は炭水化物をカットする、甘いお菓子や飲み物は口にしないといった、からだに負担をかけない方法で体重を落としていってください。きちんと食べて運動することで、スタイルも体調も同時に整えていきましょう。

お酒とタバコとの美しい付き合い方

お酒やタバコですが、ストレスもリリーフされ、リラックス効果もあるという大義名分のもとに、積極的にたしなむ人も多いようです。お酒に関しては、食事が美味しく楽しめたり、人間関係の潤滑油になる部分もあるので、適量を守って飲むならば問題はないでしょう。ただし、週に2回はアルコールを飲まない日を設ける、普段は飲まず、たまに飲む場合でも大量には飲まないといったことも守ってください。一般的に、女性は男性よりアルコールの代謝が悪いことがわかっています。そのため、男性より少ない量でも酔いやすく、急性アルコール中毒やアルコール性肝障害になる可能性も高いのです。そのほか、過度の飲酒を続けると、乳がんのリスクが高まる、骨密度が減るといった危険もあります。

また、エストロゲンには、アルコールの代謝を悪くする働きがあります。そのため、年齢とともにエストロゲンの分泌が減少してくると、アルコールに強くなることもあるので、自然に飲酒量が増えてしまう場合も。

さらにストレス解消のために飲んでいると、いつの間にかアルコール依存症におちいるケースもあります。家にアルコールがないと不安に感じたり、すぐにお酒を飲むことを考えてしまう人は要注意です。アルコールの存在を忘れてしまうほどに興味が持てる趣味や、ストレス発散の方法を見つけてください。

一方、お酒については、節度を守ってのたしなみが認められますが、タバコに関しては話は別です。もうご存知の通り、タバコには様々な有害物質が含まれていて、肺のみならず、あらゆる臓器に悪影響を与えます。どんなに健康に気を使った生活を送っていても、タバコを吸うだけですべてが水の泡になるといっても過言ではありません。

特に女性にとっては美容上もよくないことだらけ。血流が悪くなるため、肌はくすみますし、シミ、しわ、吹き出物など、嫌なことのオンパレードとなります。もちろん女性ホルモンの分泌やその働きまでも低下させるため、健康も、美も思うようにはいかなくなります。

なお、タバコを吸っていると尿失禁や、骨盤臓器脱になりやすくなります。その原因として考えられているのは、慢性の咳による尿道や膣の支持組織のダメージ、ニコチンによる膀胱異常と収縮の誘発、エストロゲンの低下によるコラーゲンの生成と質の変化などがあります。ですからタバコは、きっぱりとやめてください。禁煙に成功すれば、これまで知らなかった「吸わない快適さ」が存分に味わえ、生活の質、人生の質も格段に上がります。また、タバコを吸わない人であっても、パートナーが喫煙者であれば受動喫煙によって肺がんや肺線維症等を発症する人も少なくありません。タバコの煙を避ける工夫とともに、ふたりのこれからの将来のために、パートナーへ禁煙をすすめてみることをおすすめします。

禁煙を成功させるために、ひとつ心にとめておいてほしいことは、決してタバコは精神力ではやめられないという事実です。そこに強い動機がなければ、すぐに気持ちは折れてしまうのです。幸い、女性の場合は美しくありたいという思いが強いですから、その動機づけでタバコとも縁が切れる人も多いようです。どうしても自分ひとりでは禁煙できない場合は、気軽に禁煙外来のあるクリニックを受診してください。健康保険も適用されます。

ときめく気持ちで女性ホルモンが活性化

女性ホルモンとメンタルの間には、深い関連があることはお話ししましたが、実際に恋愛をした途端に更年期や閉経時の不快な症状が和らいだという人は少なくありません。人を好きになってときめく気持ちは、確実に女性ホルモンを活性化させるのです。

「恋をするときれいになる」という説も、まさに女性ホルモンの成せる技。これは医学的にもちゃんとした裏付けがあります。魅力的な異性を見て胸がドキドキすると、快感を呼ぶドーパミンや、幸せな気分を高めるセロトニンといった物質が分泌されます。これらの神経伝達物質の影響で女性ホルモンの分泌も活発になるのです。女性ホルモンであるエストロゲンにはコラーゲンの生成をうながす作用があります。そのため肌の弾力やツヤ感がアップするのです。恋をするときれいになるというのは本当です。

また、「恋をすると痩せる」ともいわれます。それはドーパミン、セロトニン、エストロゲンのトリオが食欲を抑えるためです。ドーパミンは集中力を高め、恋に夢中になることで空腹を忘れさせ、セロトニンとエストロゲンは胸いっぱいの幸せを味わうことで、食欲を低下させます。ときめきはダイエットにも確実に効果があるのです。

これを聞けば、しばらくときめきというものから遠ざかっていた人も、きっと心が動くでしょう。かつて恋に夢中になっていた頃の自分を思い出して、ときめく感覚を取り戻しましょう。

相手がすぐに見つからなかったり、実際の恋愛に踏み込むには躊躇してしまうという人は、好みのタイプの俳優やアイドル、ミュージシャンなどを相手に疑似恋愛をするのがおすすめです。脳内で思う存分、飛びきり素敵な男性とデートをしてみてください。彼とどこへ出掛けるか、ふたりはどんな服装でいるか、彼はどんなふうな言葉をかけてくれるか、あなたはどう答えるか。そして手をつないだときの感触や、彼の声や匂いなど、事細かく想像するのがコツです。もちろんハグやキス、ベッドインの様子までも、自由に好きなように思い描いてください。

そんな脳内デートを楽しんでいるうちに、鼓動が高まってからだが熱くなってきたら、しめたものです。それは今まさにドーパミンにセロトニン、そして女性ホルモンが活発に分泌されている証明だからです。

脳は現実に起こったことと想像していることの区別がつかないという話をご存じでしょうか。試しに、レモンをかじったところを想像してみてください。実際にレモンを口にしてもいないのに、唾液が出てくるでしょう。これは、レモンの酸っぱさを想像しただけで、自律神経が唾液を出す命令を下すために起こる現象です。つまり、本当にデートをしていなくても、脳内で素敵なデートをすれば、からだには同じ反応が起こるわけです。

このメカニズムを知れば、つまらないことでくよくよしたり、イライラして気分を害している暇があったら、さっさと脳内デートに出掛けたくなるはずです。そのほうが断然、心とからだにとって喜ばしいことですからね。

さらにときめく心を鍛えるために、おすすめのワークがあります。それは、日々出会う男性の中で、これはと思う人を見つけて、毎日複数の人と脳内デートを繰り返すことです。電車の中など、格好の場所です。うんと年下の可愛らしい男性から、ご高齢の素敵な雰囲気を持つ方まで、この人ならいいと思える男性を相手に、様々なデートを頭の中で繰り広げてみてください。ときめきに無縁だった人ほど、心が柔軟に、敏感になって、「ときめきスイッチ」が入りやすくなります。

大事なのは、リアルに恋愛をしていなくても、恋愛的なものから離れずに生きていくということです。恋をさっさと卒業してしまい、楽しみといえばバーゲンかお得なランチか、人のうわさ話という女性は、総じて肌も髪もかさついて、女性らしい潤いが感じられません。ときめきという女性ホルモンの分泌を呼び起こす感情を大事にしていきたいものです。

ちなみに、ときめく対象は異性だけとは限りません。情熱を傾けられる、夢中になれる趣味や勉強を持つことや、ペットを可愛がったりするのもいいことです。自分の心が豊かになれるものがあれば、ストレスも上手にかわせるので精神面も落ち着き、ひいては体調も安定してきます。

「更年期うつ」はこうして撃退!

更年期、閉経期には女性ホルモンの分泌の低下から、からだの調子が崩れがちですが、心の調子も同様に不安定になる傾向があります。ちょっとしたことが乗り越えられずに落ち込みが続いたり、イライラが押さえきれずに家族にあたってしまうなど、自分で自分の気持ちがコントロールできなくなることが起きやすくなってくるのです。

これまで楽しんでいた趣味に興味が持てなくなったり、外出や人に会うことがおっくうになってきたら、赤信号です。早めに婦人科や女性外来、心療内科を受診しましょう。

実は男性よりも女性のほうがうつになりやすいというデータがあります。女性がうつになる確率は男性の2倍ともいわれています。特にアラフィフ女性は、環境や心境に変化がみられるときでもあり、一生のうちでもうつにかかりやすいときです。気のせいと片づけず、きちんと症状と向き合いましょう。

あなたは真面目で几帳面な性格ではないでしょうか。もしそうなら大変素晴らしいことですが、そんな人こそうつになりやすいので、少し大ざっぱになることも覚えてください。

更年期のうつを防ぐポイントを挙げてみました。心を楽に整えるために役立ててください。

1 がんばり過ぎることを禁止する

体力も精神力も低下しはじめるアラフィフ世代。そのことをよく意識して、仕事も家事もペースを落としていかないと、心もからだも疲弊してしまいます。無理なくできることだけを行ないましょう。がんばり過ぎそうな自分に気づいたら、そこでストップする勇気も持ってください。

2 セロトニンを分泌させる

うつは神経伝達物質のセロトニンの分泌が抑制されるために起こります。朝起きたら、まずは朝日を浴びることから1日をスタートさせましょう。脳が活性化して、セロトニンの分泌が活発になります。

また、リラックスできる運動も効果的。ヨガや太極拳にトライしてみませんか。さらに気分がいいときは、ウォーキングやジョギングなどのリズム運動をしましょう。リズム運動も、セロトニンの分泌を活発にします。

3 感情をきちんと表に出す

うつになる人は、感情を抑えてしまいがちです。うれしいこと、楽しいことはもちろん、悲しさや怒りの感情もその都度表に出しましょう。また、そんな気持ちをブログに綴って発信することもおすすめです。思っていることはため込まずに、外に向けて伝えましょう。そんな習慣が心を軽くしてくれます。

4 楽しみを積極的に計画する

1日先、1週間先、1カ月先のお楽しみを計画しましょう。人間は楽しみがあると気分があがるもの。明日はお気に入りの店のケーキを買う、一週間後には映画を観に行く、一カ月後には久しぶりに会う友達と飲みに行くなど、積極的にスケジュール帳を埋めてみてください。楽しみを持つことに罪悪感など覚えなくていいのです。毎日は楽しさを味わうためにあることを知ってください。

5 その日あった「いいこと」だけを反芻する

日々の生活の中では色々なことがあります。中には嫌なこと、不快なこともあるものです。1日の終わりにそうしたことを思い出すことはやめましょう。それよりもその日あったいいことだけを思い出してください。コーヒーが美味しかった、TVが面白かったなど、些細なことでいいのです。そうして1日を穏やかに締めくくりましょう。

デトックスの習慣で、ホルモンバランスを整えて

美と健康のためのメソッドとして、アラフィフ女性にも浸透しているデトックス。ホルモンバランスを整えるために有用な方法です。

デトックスとは、からだの中にたまってしまった有害物質や老廃物を排出する

ことをいいます。私たちのからだは日々有害な物質にさらされているため、普通に生活していても化学物質や重金属がとり込まれますし、食品に含まれている添加物など、知らず知らずのうちにからだには、要らない毒素がたまってしまっています。

この毒素の蓄積は、免疫力の低下や自律神経の乱れをはじめ、ホルモンバランスを崩す原因にもなります。

からだのゴミをこまめに捨てることも、女性ホルモンの低下を防ぐために欠かせません。毒素は便75％、尿20％、汗３％、爪１％、毛髪１％の割合で排出される仕組みになっていますので、まずは便秘をしないことを心がけてください。乳酸菌や食物繊維をきちんととって、腸内環境を整えるのが得策です。腸内の乳酸菌を増やして病原菌が増えるのを抑えるヨーグルト、ぬか漬け、キムチ、納豆などの発酵食品を毎日とるようにしましょう。

デトックスの基本的な方法としては、水を飲むことがあります。自律神経を活性化させてホルモンバランスを整える為には、体の代謝を活発にする必要がありますが、それをスムーズに行なうためには、１日１～１・５リットルの水（ミネラルウォーター）を飲むことが効果的です。水は便を柔らかくし、すみやかに腸を通過させて、毒素の排出を助けます。さらに皮膚や腎臓の解毒作用を助け、肝臓に働きかけ、汚れを洗い流してくれます。1度にたくさん飲まず、10回程度に分けて飲みましょう。

岩盤浴やゲルマニウム温浴、ホットヨガなどでしっかり汗をかくのもおすすめです。からだの中からゆっくりとにじみ出るように汗が出るため、終わった後は気分も爽快に。心もからだも同時にデトックスできるよい方法です。

また、日常の調理器具の見直しもしてみてください。アルミニウムは有害物質になるため、ステンレスやホーロー、鉄かガラス製のものがおすすめです。アルミの鍋やテフロン加工のフライパンをお使いの人は、思い切って買い替えてはいかがでしょうか。

衣類もドライクリーニングに出した後は、化学物質をとり込まないよう、すぐに袋から出して2～3時間風にさらしてからしまってください。

ホルモンバランス調整＆デトックスに効果的なアロマテラピー・バス

お風呂はもっとも手軽なデトックス法です。ややぬるめと感じる温度のお湯に、ゆったり20分ほどつかると、無理なく発汗できます。

このときに、エッセンシャル・オイルをお湯に混ぜて入ると、アロマテラピー効果も得られて一石二鳥です。

ホルモンバランスの調整とデトックスをうながす、おすすめのエッセンシャル・オイルをご紹介します。お好みに合わせて使ってみてください。

・カユプテ

発汗作用があり、汗と共に毒素を排出し、からだの回復機能を高めます。更年期の各種の症状に働きかける作用もあります。

・クラリセージ

ホルモンバランスを整えてくれる代表的なエッセンシャル・オイル。エストロゲンに似たスクラレオールという成分が更年期の症状の緩和に役立ちます。

・ゼラニウム

利尿作用があり、老廃物の排出に役立ちます。女性ホルモンの分泌を調整し、イライラや落ち込みを和らげ、心を明るくしてくれます。

・イランイラン

女性ホルモンのバランスを整え、子宮を強くする働きがあります。冷えやむくみ、デトックスをうながす効果も。

・ネロリ

ネロリに含まれるネロリドールという成分には、女性ホルモンに似た働きをする作用があり、新陳代謝もうながします。

※アロマバスについて

湯を張った浴槽に、5滴以下のエッセンシャル・オイルを落とし、よく混ぜて入ります。また、海塩や岩塩などの自然塩大さじ3杯にお好みのエッセンシャル・オイルを3～5滴を混ぜたバスソルトをお湯に溶かして入ると、いっそうデトックス効果があります。

なお、エッセンシャル・オイルの原液は肌に直接付けないように気をつけてください。

適度な運動が女性ホルモンを増やす

女性ホルモンが減少してくると、ひとつ深刻な症状が現れます。骨密度までも急激に落ちてしまうのです。そうなると心配になるのが骨粗鬆症です。本来固いはずの骨が、スポンジのようなスカスカの状態になって、普通の人なら何でもない衝撃にも耐えられず骨折するということが起こります。

今はまだ問題がなくても、対策を取らずにいれば骨密度が下がり続け、将来的に寝たきりになったり、歩行が困難になったりと、活動的な生活がむずかしくなる恐れもあります。

骨粗鬆症にならないためには、カルシウムをしっかりとるなどの食事に対する配慮も必要ですが、一番効果的なのは運動です。

更年期・閉経期から運動の習慣を持ちましょう。運動は成長ホルモンの分泌をうながし、アンチエイジングを強力にサポートします。加えて運動には骨密度を上げる効果もあります。運動で骨に負荷をかけると、骨に微弱なマイナスの電気を発生します。すると骨にカルシウムが沈着しやすくなって、骨密度が高まるのです。

これまで運動の習慣がなかった人でも大丈夫です。日常生活の中のすき間時間に、姿勢を意識してからだを動かすだけでも十分効果は期待できます。

まずは気軽にはじめられる、ウォーキングにトライしてみてはいかがでしょうか。運動が苦手な人でも、マイペースで好きな時間に行なえる、続けやすい有酸素運動です。下半身を動かすことで、エストロゲンをつくり出す卵巣まわりの血流がアップし、卵巣機能が活性化される効果も期待できます。そのほか、自律神経が整う、脂肪が燃焼されるなど、アラフィフ女性にとってうれしいメリットがたくさんあります。仕事が忙しくて時間がとれない人は、通勤時の靴をウォーキングシューズにして、ひと駅分を歩くようにするのもいい方法です。背筋をきちんと伸ばしてあごをひき、少し歩幅を広げて歩きましょう。それだけで筋力もアップします。

毎日20~30分ほど歩ければ理想ですが、むずかしい日は15分に短縮するなど、都合に合わせて調節しましょう。無理せず、継続することに意味があります。

さらに週2回、筋力トレーニングもプラスすると、より基礎代謝が上がり、筋力の低下を防ぐことができます。女性のからだは男性に比べて筋肉がつきにくいといわれますが、これは筋肉をつくる役目を担っているのが、成長ホルモンと男性ホルモンであるため。男性ホルモンが少ない女性のからだは筋肉がつきにくいのです。

ところが、更年期、閉経期を迎えると、女性ホルモンの分泌が減って、男性ホルモンが優位になる人もいます。こんな人は筋トレの効果が出やすい傾向にありますから、しっかり筋肉に負荷をかけるトレーニングを行なってください。ちなみに、ボディビルの女子のチャンピオンは、50歳代とのことです。

ですが、筋トレは毎日行なう必要はありません。週に2回がちょうどいいペースです。筋肉はダメージを受けた後の回復期に強くなるといわれているので、1回行なったら2~3日間を空けて、筋肉を休ませることが必要です。やり過ぎも厳禁。過度の筋トレは、ストレスを高めて成長ホルモンの分泌をさまたげるからです。目安としては、自分にとって、少しだけ頑張ったという体感が得られる程度の運動量です。それは人によって、スクワット10回だったり、30回だったりと個人差があります。

それでは、基本になるスクワットとひざつき腕立て伏せの行ない方をご説明します。

【スクワットのやり方】

①両足を肩幅くらいに広げて立ちます。

②股関節を意識して、腰に手を当てます。

③息を吐きながら、お尻を引くようにゆっくり腰を落とします（このとき、重心が前側にいかないように注意します）。

④ゆっくり戻ります。

また、上半身の筋肉を鍛えるために有効なのは、ひざをついた姿勢で行なう腕立て伏せです。普通の腕立て伏せは1度もできないという人でも、これなら無理なく行なえるでしょう。

ひざつき腕立て伏せ

①
ひざをつき、肩と
お尻を水平にする

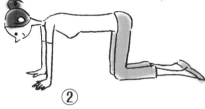

②
手は肩幅より
やや広く

③
大きく息を吸いなが
ら、ゆっくりひじを曲
げて上体を下げていく

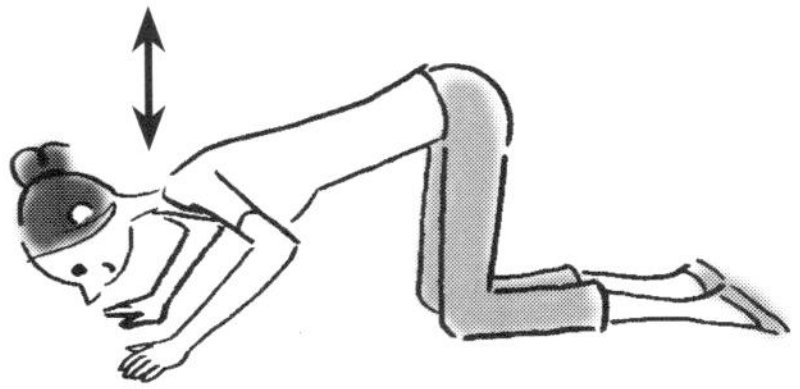

④
息を吐きながら
大胸筋を意識して
上体を起こす

スクワット

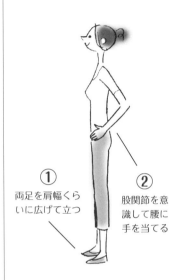

①
両足を肩幅くら
いに広げて立つ

②
股関節を意
識して腰に
手を当てる

③
息を吐きながら
お尻を引くように
腰を落とす

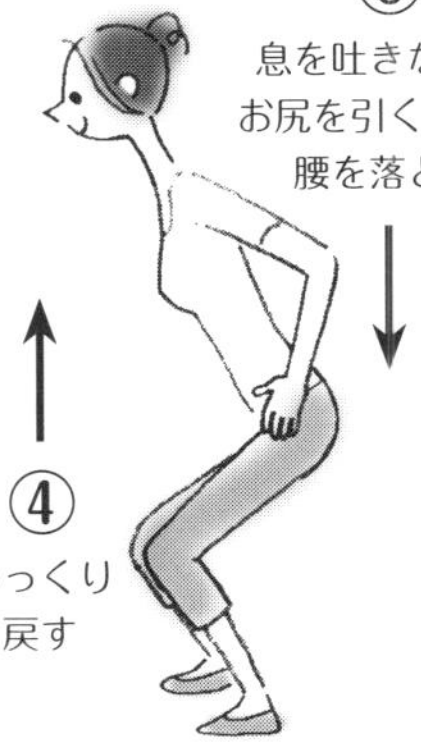

④
ゆっくり
戻す

【ひざつき腕立て伏せのやり方】

①ひざをつき、肩となるべく水平になるように、お尻の高さを調整します。

②肩幅より広くして、床に手をつきます。

③肩甲骨を意識し、大きく息を吸いながら、ゆっくりひじを曲げて上体を下げていきます（脇をしめてはダメ。ひじを張って行ないます）。

④しっかり息を吐きながら、大胸筋を使うように意識しながら、上体を起こします。

4

女性ホルモンと膣トレで潤いを取り戻す

若返りホルモン、エストロゲンのパワー

ひと昔前なら、50歳前後の女性と聞くと、初老の域ととらえられていたものですが、昨今ではもうそんな価値観はありません。芸能界でも松田聖子さん、小泉今日子さん、真矢ミキさん、山口智子さんなど、いずれも50歳を過ぎていることが信じられない美女たちが、若い人たちには醸し出せない優美な魅力をもって、イキイキと活躍しています。

それはもちろん、あらゆる環境で活躍する女性にとっても同じこと。もはやすべてのアラフィフ女性には、実年齢になどしばられず、いつまでも若さを失わずに輝ける存在になれる可能性があるといえるのです。

そのために重要になるのが、「若返りホルモン」とも呼ばれるエストロゲンです。何故若返りに効果的かといえば、エストロゲンには抗酸化作用があるからです。

そもそも、老化とは「からだが酸化し、サビついてしまうこと」をいいます。それは全身の細胞から発生する活性酸素がからだを酸化させることです。

そこで役立つのが、活性酸素の発生を抑える抗酸化作用を持つ物質です。からだの酸化を食い止められれば、老化を遅らせることは十分可能になりますから、抗酸化作用を持つエストロゲンを増やすことは、大変有効なアンチエイジング対策です。

大豆製品で植物性エストロゲンを補充

そこで、エストロゲンの分泌が低下する時期におすすめしたいのが、大豆製品の摂取です。大豆の胚芽に多く含まれる大豆イソフラボンは、エストロゲンと化学構造がよく似ていて、植物性エストロゲンとも呼ばれています。体内に入れば、エストロゲンと同じような働きをするので、アラフィフ女性にとっては強い味方になります。骨からカルシウムが溶け出すのを抑える働きがあるため、骨粗鬆症の予防になるほか、エストロゲン依存性の乳がんのリスクを低下させる作用も認められています。

さらに、エストロゲンの働きが関与する美肌、美髪効果、コレステロールの増加を抑えるなど、若さや健康のキープに役立ちます。プラス、感情の起伏も穏やかにする効果も。

最近では、大豆イソフラボンを強化した特定保健用食品やサプリメントも多く出回っていますが、基本は食品からとることです。食事に加えてサプリメントなどをとる場合は、表示されている成分の「大豆イソフラボンアグリコン」（※）を1日30㎎以内にするようにしてください。

※ 大豆製品に含まれるイソフラボンは、腸内で「アグリコン」という形に分解された後、体内へと吸収され、エストロゲンに代わって働きをみせます。サプリメントなどによる「イソフラボンアグリコン」の摂取目安量は30㎎と設定されています。

また昨今は、煮豆、おから、高野豆腐といったかつての大豆製品の定番料理を食べる機会が減ってきました。炭水化物の摂取を控えるためにも、おからや高野豆腐をごはん代わりにする、油揚げをピザ生地の代用に使うなど、もっと工夫してとっていきましょう。豆乳にきな粉を溶かしたものなど、最強のイソフラボン・ドリンクです。納豆も必ずごはんと一緒に食べると考えず、野菜と和えてサラダにして食べてみてください。1日1杯は味噌汁も飲むようにしたいもの。気になる塩分も、1日に1杯程度なら血圧にも影響が及ばないことがわかっています。

そして、大豆製品を飽きずに食べるためには、豆、イコール和食と思わず、色々な国の豆料理を覚えることもおすすめです。アメリカの国民食、チリコンカンやアラブ料理のフムス、ブラジルの定番料理、フェイジョアーダなど、レパートリーを広げてみてください。体調の変化とともに、料理も食生活も楽しくなることうけあいです。

ですが、豆製品は大量に食べ過ぎると、頻尿、下腹部痛、下痢などの症状が起こることがあります。そのような場合は食べる量を減らしてください。

つらいときはホルモン治療

女性ホルモンの乱れから起こるさまざまな不調については、基本的には生活習慣を見直し、改善することが不可欠です。心とからだに無理をさせず、ストレスを解消し、十分な休養と栄養、そして運動の機会を持って、調子を整えていってください。

それでもつらい症状が続くときには、がまんをせずに婦人科を受診しましょう。有効な方法のひとつに、ＨＲＴ（ホルモン補充療法）という治療法があります。女性ホルモンの乱れから起こる不快な症状をケアし、やわらげてくれる頼れる方法です。

不調をがまんしていると、症状を悪化させてしまう恐れもあります。診断を受け、治療の必要性を確認してください。心身ともに苦しく、毎日の暮らしに支障が出るようでは、貴重な人生の時間が無駄になってしまいます。

よりよいＱＯＬ（※クオリティ・オブ・ライフ）のためにも、医師と二人三脚で、健やかではつらつとした日常を取り戻す方法を見つけましょう。

※生活の質を維持したり、向上させること。それによって自分の人生を充実させられるかどうかの尺度。

効果がすぐに実感できるのは、HRT。成分は女性ホルモンです。一方漢方薬は、穏やかな効き目なので、最低1カ月は続けて様子を見る必要があります。それぞれの特徴をまずはつかんでいきましょう。

HRT（ホルモン補充療法）とは

HRT（ホルモン補充療法）とは、加齢によって卵巣機能がおとろえることで分泌量が減った女性ホルモンを薬でおぎなう治療法です。女性ホルモンの減少によって起こる更年期の心とからだの不調を改善します。

薬に含まれる女性ホルモンの量は、低用量ピルに比べてぐんと少ないため、これまで低用量ピルを続けてきた人は、閉経後にはＨＲＴに切り替えるのが普通です。閉経後もピルの服用を行なっていると、必要のない量の女性ホルモンをからだにとり入れることになり、血栓症のリスクなどが増加するからです。

ＨＲＴを開始する前には、血液検査でホルモンの数値を調べます。調べるのはエストロゲンと卵胞刺激ホルモン（ＦＳＨ）です。エストロゲンが基準値より低く、卵胞刺激ホルモンが基準値より高ければ、卵巣からのエストロゲンの分泌が少ないため、ＨＲＴが効果を発揮すると考えられます。

ＨＲＴを開始するには、問診での症状の確認のほか、子宮や卵巣の内診、超音波検査、血圧、血糖値、肝機能、骨密度などの検査も行なわれます。これはＨＲＴにもリスクがあるため。検査の結果、リスクが高いと考えられる人は、ＨＲＴを受けることができません。

ＨＲＴの特徴としては、即効性があることが挙げられます。効果が現れる時期や、効き具合に個人差はありますが、多くの場合には開始後2～3週間もすると、ホットフラッシュやめまい、動悸といった更年期特有の症状が緩和されていきます。

続けて行なっていくと、骨や皮膚のおとろえを防止する効果もあるため、美容を目的にHRTを考える人もいます。ほかにも集中力の向上や、記憶力の改善などの働きもみられるので、仕事の能率が上がるという効果を喜ぶケースも。さらには閉経後にかかるリスクが一段と高くなる骨粗鬆症の予防効果もあります。また心筋梗塞、認知症といった病気を防ぐ可能性もあると言われています。HRTを開始すると、30％以上の骨折が防止できますので、HRTは早めに開始したほうが望ましいと考えられます。

しかし、残念ながらHRTも万能ではありません。症状の中には、なかなかHRTでの改善がみられないものもあります。その際には医師に相談することです。漢方薬など、ほかの治療法と併用することも可能ですし、女性ホルモン以外のところに不調の原因がある場合もあるので医師の診断を仰いでください。

もちろん、HRTを行なっているからと、日常の生活でのケアをおろそかにしていてはいけません。美と健康を引き出すHRTの効果を最大限に得るために、何より基本になるのは正しい生活習慣です。バランスのよい食事、十分な睡眠、適度な運動を心がけましょう。

おもなＨＲＴの効果

ホットフラッシュ（のぼせ、ほてり、多汗）・めまい・耳鳴り・動悸・肩こり・関節痛・尿トラブル・萎縮性膣炎・性交痛等の症状の改善、美肌・シワ予防効果、骨密度を維持し骨粗鬆症の予防、善玉コレステロールを増やし悪玉コレステロールを減らす、認知症の予防。

そのほか、気持ちが明るくなった、健康への意識が高まった、仕事や趣味に積極的になった、夫や家族関係が円満になったという心への効果もたくさんの人が挙げています。

ＨＲＴはアラフィフ女性の美と健康を頼もしくサポートする、実にありがたいものですが、デメリットも存在します。既往症によってはリスクが高まるため、

ＨＲＴを受けることができない人もいます。

ＨＲＴでの治療を考えたら、そのデメリットにも目を向け、医師から説明を受けて理解することが大事です。自分のからだの状態についても包み隠さず医師に、正しく伝えておきましょう。適切な治療を受けるために大変重要なことです。

副作用については、開始後すぐに起こるケースが多いですが、そのほとんどが、一時的なもの。からだがＨＲＴに慣れていくにしたがい、徐々におさまっていきます。ですが、がまんは禁物です。服用方法や薬の種類を変えればよくなる場合もあるので、気になることがあればすぐに受診しましょう。

おもなＨＲＴの副作用としては、おりものの増加や不正出血、乳房や下腹部のハリ、むくみ、吐き気、頭痛、便秘といったものがあります。

そして、ＨＲＴを開始するにあたって、多くの人が心配するのは女性ホルモンの影響を受ける子宮体がんや乳がんのリスクが上がることです。子宮体がんはエストロゲンにプロゲステロンを組み合わせての投与でリスクが軽減することがわかっているので、子宮体がんがある場合は、ＨＲＴでは通常、このふたつを組み合わせて投与しています。

乳がんは、ＨＲＴを５年以上継続して行なうと、リスクがわずかに上がるとされています。しかしＨＲＴそのものは、乳がんの発がんに関与しているわけではなく、発生してしまった乳がんの成長を促進するといわれており、しっかり乳がん検診をしていれば、あまり心配はありません。

そのほか、血栓症、脳卒中、心筋梗塞のリスクが少し上がるとされています。そのため、５年をめどにＨＲＴの治療を続け、その後は漢方薬に切りかえる人もいます。リスクは個人差がありますので、自分の場合、何のリスクがあるのかを把握し、十分に納得したうえで治療に入ることです。

ＨＲＴを受けられない人

・乳がんにかかっている、またはかかって10年以内の人
・子宮体がんにかかっている人
・血栓症を起こしている、または起こしたことがある人

・原因不明の不正出血がある人
・妊娠している可能性のある人
・重篤な肝機能障害がある人
・冠動脈疾患を起こしたことがある人
・脳卒中を起こしたことがある人

HRTを受けるときに注意が必要な人

・子宮体がん、卵巣がんにかかったことがある人
・60歳以上の人
・閉経後10年以上で新規に行なう人
・肥満の人
・血栓症のリスクがある人
・完攣縮性狭心症、微小血管狭心症を起こしたことがある人
・慢性肝疾患の人

・胆嚢炎、胆石症にかかったことがある人
・高血圧、糖尿病の人
・重度の高トリグリセリド血症の人
・子宮筋腫、子宮内膜症、子宮腺筋症にかかったことがある人
・片頭痛、てんかんのある人
・急性ポルフィリン症の人
・全身性エリテマトーデス（ＳＬＥ）の人

ＨＲＴで使われる薬はひとつではありません。成分や投与方法などにいくつかの種類があります。たとえば使い方ですが、一般的な飲み薬、胃や肝臓に負担をかけないぬり薬や下腹部などにはって使うはり薬があります。どの方法で治療するかですが、検査の結果からその人に合ったものが選ばれます。また「更年期の症状を軽減したい」「美容効果を得たい」といった目的や、「ぬり薬が使いやすい」というニーズもポイントになりますので、医師とともにもっとも継続しやすい薬や方法を見つけましょう。後で変更することも可能です。

郵便はがき

料金受取人払郵便

日本橋局
承認
2776

差出有効期間
2022年
7月31日まで

1 0 3 - 8 7 9 0

907

中央区日本橋兜町18-5
日本橋兜町ビル2F
株式会社 平原社
愛読者カード係

ご購読ありがとうございました。本書の内容についてご質問などございましたら、小社編集部までご連絡ください。

平原社　読者サービス係
電話:03(6825)8487

ふりがな お名前	年齢　　　歳 性別（ 男・女 ）

〒□□□－□□□□　☎　（　　　）

ご住所

快体新書 心もからだも潤す方法

愛読者カード

小社出版物の資料として役立たせていただきますので、ぜひご意見をお聞かせください。

●ご購入先

1.書店（　　　　　　市 町 村 区　書店）　2.小社より直送
3.その他（　　　　　　　　　　　　　　　　）

●ほぼ毎号読んでいる雑誌をお教えください。いくつでも。

●ほぼ毎日読んでいる新聞をお教えください。いくつでも。

1.朝日　2.読売　3.毎日　4.日経　5.産経
6.その他（新聞名　　　　　　　　　　　　　）

●本書に対するご質問・ご感想

●今後、当社から各種情報をご案内してもよろしいですか。

1.可　　2.不可

*ご協力ありがとうございました。なお、ご記入いただきました個人情報につきましては、当社の出版物等のマーケティングにのみ使用し、第三者への譲渡・販売などは一切行いません。

HRTで使われる薬について

HRTで使われる薬は、3種類の成分に分かれます。ひとつはエストラジオール剤（女性ホルモン製剤）で、子宮体がんのリスクを抑えるために、プロゲステロン剤（黄体ホルモン製剤）と組み合わせて使用します。次いでエストラジオールとプロゲステロンの配合剤があります。飲み薬とはり薬、塗り薬等のタイプがあります。またエストラジオールより効果や副作用が弱い、エストリオール剤があり、これは内服薬と膣座薬があります。

投与方法については、HRTを行なう期間や閉経からの年数、症状など、その人に合わせた方法が選ばれます。まず単独投与といわれる、エストラジオール剤だけを使用する方法があります。子宮筋腫や子宮内膜症で子宮を摘出している人、短期間だけHRTを行なう人に適しています。副作用が出にくいとされ、出血もほとんど起こりません。次に持続的投与があり、これはエストラジオール剤とプロゲステロン剤を毎日使用する方法です。開始後、しばらくは、不規則に出血が起こることがありますが、やがてなくなります。閉経から5年以上経過している人、出血が嫌な人に向いています。そして3つ目の周期的投与は、ピルと同様に周期的に休みを入れて薬を使う方法です。エストラジオールを中止すると更年期症状が強く出る場合には、エストラジオール剤だけは休まずに毎日使用して、プロゲステロン剤に周期的に休みを入れることもあります。これは閉経して間もない人に適した方法です。

HRTのリスクはこうして防ぐ

不快な症状をすぐさま改善してくれるHRTですが、前述の通りリスクもあります。これを防ぐためには、定期検査をし、からだの状態をチェックしていくことが重要です。

アラフィフ女性は年齢的にも、生活習慣病などの病気にかかりやすいときですので、定期的に検査をすることは、病気の早期発見にもなりますから、必ず行なってください。開始してからのからだのデータから症状の改善状態をつかむことで、

ＨＲＴの内容も変わっていきます。

そして、いつやめるかという問題ですが、これは基本的には自由です。一般的には開始から5年で中止の検討が行なわれますが、つらい症状が改善した時点でやめてもよく、骨粗鬆症の予防や美肌のために一生続けていってもかまいません。継続にあたっては用心のため、検査をおこたらないように。メリットよりもリスクが上回ると考えられたら中止するようにしてください。

もっと知りたいＨＲＴ

それでは実際にＨＲＴをはじめようと考えられた人のために、ＨＲＴについてもっと知っておきたいことをお伝えします。

▼ＨＲＴにかかる費用はどれくらい？

更年期障害、骨粗鬆症、萎縮性膣炎の治療で行なう場合には保険適用が行なわれ、３割負担で月額１０００〜５０００円程度です。

▼風邪薬と併用しても大丈夫？

風邪薬、抗アレルギー薬、頭痛薬、便秘薬などを併用しても問題ないとされています。心配なときは医師に確認してください。

▼薬を使用し忘れたときはどうすればいい？

また翌日から開始すればＯＫ。それほどあわてることはありません。ただし、不規則な使用は不正出血の原因になるのでご注意を。食後、寝る前など、毎日決まった時間に使用するのが忘れないコツです。なお、長く使用し忘れると、改善していた症状がもとに戻ってしまいます。

▼ＨＲＴをやめると、また症状が出てきますか？

急にやめてしまうと、また症状が出ることはありますが、徐々にホルモン量を減らしていきながらやめれば大丈夫です。それでも症状がぶり返したら再開することもできます。

▼更年期の症状がおさまったあとにHRTをはじめてもいい？

ＨＲＴは更年期時期のつらい症状が起きたときにはじめるのが通常。できるだけ早くはじめたほうがいいと考えられています。骨粗鬆症の予防にもなります。一方、閉経後5年以上経過してから、更年期の晩期症状として、急激な肌のおとろえ、骨密度の低下、膣の萎縮といったものがみられた場合には、その段階でＨＲＴを開始する人もいますが、閉経後直ぐから開始した人達より副作用が多いとされています。

プラセンタでの治療法

プラセンタとは胎盤のことで、哺乳類が胎児を育てるときにつくられる器官です。プラセンタに含まれる「自律神経調節作用物質」「ホルモン調整作用物質」

の2つの物質の作用がからだの中でバランスをとりながら働き、更年期の不快症状を緩和してくれます。またミネラルやビタミン、アミノ酸、タンパク質、酵素、核酸、脂質、糖質のほか、細胞増殖因子やサイトカインなど豊富に含まれた栄養成分によって疲労回復、血行促進などがうながされ、複合的に不調が改善されるのです。プラス、肌のハリやツヤが増す美肌効果、髪がしっとりするといった美容上の効能も期待できます。

治療法は、病院にて行なうプラセンタ注射が中心です。ヒト胎盤を注射製剤にしたものを使用します。注射の頻度は、週に1～2回のペースで行ない、これを最低で3カ月程度続けます。更年期障害の治療を目的とした場合に限って保険適用で受けることができます。「メルスモン」と呼ばれるプラセンタが使用されます。それ以外の年齢では、「ラエンネック」とよばれるプラセンタが、自費で使用されることが多くなっています。

注意点としては、プラセンタ注射を一度でも受けると、以降献血を行なうことができなくなることです。これはプラセンタが人の器官を使用したものであるため、病気などの伝播の可能性が必ずしもゼロではないためとされています。

また、プラセンタ注射による副作用は出にくいといわれていますが、起こり得るものとしては、疼痛、発赤、内出血、腫れ、悪寒、悪心、発疹、アレルギー反応があります。異常を感じたら、すぐに医師の診察を受けましょう。

漢方薬というアプローチもある

つらい症状を改善するには、ホルモン治療、プラセンタ治療のほかに、漢方薬を使用する方法もあります。漢方の考え方の基本は、あらゆる症状の改善のためには、からだ全体のバランスを整えること。からだそのものの状態が安定すれば、不調は自然と解消されるというわけです。

女性ホルモンのバランスが乱れると、心身には様々な不調が現れますが、そのひとつひとつに対処しなくても、漢方であれば、ひとつの薬の服用で、症状全体の改善が図れるのです。

短期間で絶大な効果はみられず、症状が緩和するには少し時間がかかりますが、その分うれしいのは副作用が少ないこと。そのため長期間にわたって使えますし、ほかの治療法との併用も、ほとんどの場合可能なのもいいところです。

ＨＲＴとの併用も可能なので、漢方で様子を見てからＨＲＴに進んだり、ＨＲＴで症状を改善してから漢方に切りかえる使い方をするケースもあります。

また、精神的な症状については、漢方のほうが効果を得られやすいという傾向もあります。医師との相談のうえ、自分の状態に合わせて組み合わせていくのがおすすめです。併用を考えるときは、自己判断せず、必ず医師に確認を。

なお、穏やかに効き、副作用が少ないといわれる漢方薬ですが、二大副作用といわれているのが、血圧の上昇と肝機能障害です。定期的に検査を受け、よくない変化があったときには服用を中止するか、処方を変えます。するともとの状態に戻っていきます。

飲みはじめに吐き気や下痢、頭痛、発疹などが起こる場合もあります。これは「瞑眩《めんげん》」といわれ、からだが変わっていくときに起こるものとされますが、医師や薬剤師にすぐ相談し、判断を仰いでください。

専門家の診断で「証」の見きわめを

漢方薬にはいくつもの処方があり、同じ症状を改善するためにも、その中からひとりひとりの体質や体力にあったものが選ばれます。

漢方では、その人の状態を現すものを「証《しょう》」といいます。同じ症状でも証が違えば処方が違うというわけです。また、同じ人に処方する場合も、季節の変化や加齢によって証が変わっていくため、処方も変わることもあります。

証は「四診《ししん》」といわれる4つの方法で診断されます。自分に合う漢方薬を使うには、専門医の診断を受けて薬を処方してもらいます。その前に、少し試してみたいときには、薬局で市販されている漢方薬を使ってみてもいいでしょう。その際も、薬剤師に相談を忘れないこと。日本の薬局には、漢方に精通した薬剤師が多くいるので、じっくり話を聞いたうえで処方をしてくれるでしょう。

最低でも1カ月は続けること

漢方薬の効果は穏やかに、ゆっくりと現れるため、服用をはじめたら最低でも1カ月は続けて様子を見ることが大事です。気になる症状が改善されなくても、ほかのからだの調子がよくなったと感じられれば、薬の効果が出ていると考えられるからです。

まったく変化がないときは、処方がからだに合っていないことが考えられます。また、どうしても口に合わず、飲むことができない場合も証に合っていないことがありますので、処方を変えてもらいましょう。

もっと知りたい漢方薬

漢方薬を使ってみようという気持ちになった人に、知っておくとこれから役立つ漢方の知識をご紹介します。

▼病院で処方される漢方薬と、薬局で買える漢方薬の違いは？

病院で処方される漢方薬と、薬局で買える漢方薬との違いは、生薬の成分の量です。市販の漢方薬には、病院で出される生薬の半分ほどの量になっているので、作用が軽めです。保険の適用もありません。

▼四診《ししん》とはどんなもの？

望診《ぼうしん》、聞診《ぶんしん》、問診《もんしん》、切診《せっしん》の４つから成っています。

望診とは、いわゆる視診のこと。聞診は聴覚、嗅覚を使って、声の感じや体臭などを診ます。問診は質問に対する答えを聞く診断。切診には脈診と腹診があり、触れて診断します。

▼虚証と実証って何？

漢方の世界でよく聞かれる言葉に、「虚証」と「実証」というものがあります。これは簡単にいうと、体力のない人が虚証、体力のある人が実証となり、その間にいる人は「中間証」となります。

実証の人が虚証の人向けに処方された薬を飲んでも効果はなく、虚証の人が実証用の薬を飲めば、下痢や胃痛を起こしたりしますので、自分に合ったものを確実に飲むようにしてください。

女性の不調に効果のある三大処方「加味逍遥散」「当帰芍薬散」「桂枝茯苓丸」

漢方薬は自然界に存在する生薬を組み合わせ、長い年月をかけてその効果が試されてきたもの。大変多くの種類があります。その中でも、女性の特有の不調に適した三大処方とされているのが、「加味逍遥散」「当帰芍薬散」「桂枝茯苓丸」の3つです。いずれもあらゆる症状に効果を発揮します。

この中でも、まずはじめに試されることが多いのは加味逍遥散です。体力がない（虚証）、体力がある（実証）のどちらかを考えたときに、中間のタイプに向いている処方で、イライラ、気持ちが落ちつかないなどの精神的な症状をしずめる働きにもすぐれています。

血の巡りをよくしてからだをあたため、ホルモンバランスからくる不眠、疲れ、肩こり、めまいといった症状に効果があります。

比較的体力のある人には桂枝茯苓丸が向いています。滞っている血行を改善するのに代表的な処方で、下腹部の張り、下腹部痛のある人、しもやけやシミ、湿疹、痔、打ち身などの症状にも効果があります。子宮筋腫に用いることも。

反対に体力がない人には当帰芍薬散がすすめられます。血の巡りをよくして貧血を改善する効果があり、色白で疲れやすい人に処方されます。冷え、むくみ、めまい、立ちくらみといった症状に効果的です。

アラフィフ女性の強い味方・パートナードクターと出会いましょう!

女性モルモンの分泌の低下が原因で起こる不調については、診察を受けたくても何科を受診すればいいのか迷うこともありますね。その際にはまず、婦人科か女性外来に行って、女性ホルモンの数値を調べてもらってください。そのうえでほかの科を受診することをすすめられる場合もあります。

不調の原因は、一刻も早くはっきりさせることが肝心です。原因がわからないまま不安を抱えていると、そのストレスで症状を悪化させてしまうこともあります。

女性はどうしても家庭や仕事を優先し、自分のことは後回しにしがちですが、些細な不調であっても、早めに受診する習慣を持ってください。

そのためにもおすすめしたいのが、かかりつけ医であるパートナードクターを見つけることです。自分のからだの状態を知っていてくれる医師がいることは大変心強いもの。アラフィフ女性にとっては、家族と同じくらい大事な存在といえます。

ただ、信頼のおけるパートナードクターに出会うことは決して簡単ではありません。話を聞いてくれないドクターも残念ながらいます。相性が合うかどうかも問題です。こちらから医師をオーディションする感覚で、ひとつの病院であきらめずに、根気強く探しましょう。

昨今はインターネットで簡単に情報が得られますが、それも鵜呑みにしないように。まずは話をしっかりと聞いてくれる医師を探してください。できるだけ通院しやすい場所にあることが望ましいです。さらにスタッフの対応や院内の雰囲気もチェックを。

また、受診の際は、自分の状態、症状、既往歴などをきちんと説明できるように準備をしておくことも忘れないでおきましょう。

膣の劣化はこうして起こる

さて、ここまでは女性ホルモンの低下によって起こる、さまざまな不調について述べてきましたが、もうひとつ女性のからだに起こる重要な問題に、膣の変化というものがあります。

普段はことさらに気にすることのない部位かも知れません。ですが、更年期、閉経期を迎えているアラフィフ女性にとっては、この時期に自分自身の膣の状態について見直してみることは、現在、そしてこれからの人生において大変に意味のあることです。

これまでケアをしたことがない人は、これを機にぜひともご自身の膣のお手入れを毎日の新しい習慣にしていただきたいと思います。何故なら、このデリケートな時期に、少しずつ劣化を見せはじめる膣の様子に無関心でいると、膣の萎縮が進んだり、骨盤底筋がおとろえたりしてしまうからです。すると何が起こるかといえば、性交痛や膣炎のリスクのアップ、そして尿もれ、便もれ。聞いただけでぞっとするような症状に、確実につながっていきます。

更年期、閉経期のおとずれによってエストロゲンが減少すると、膣の潤滑が低減し、乾燥し、薄くなります。膣から潤いが失われると、性交時の痛みはもちろん、かゆみや炎症を招くほか、乾燥によって上昇した膣内部のＰＨによって、自浄作用が低下することで細菌や微生物を増やすため、悪臭や感染症の増加を引き起こしてしまうのです。

そして、エストロゲンの低下は膣だけでなく、骨盤底筋もゆるませます。くしゃみや咳など、お腹に力が入った瞬間に尿がもれる症状を腹圧性尿失禁といいますが、これにもっとも関連するのは股部分にある骨盤底筋です。複数の筋肉が集まるこの筋肉群が弱まると、しっかりと尿道をしめられない、膀胱を支えられずに不安定になるなどで意図しない排尿症状につながるのです。

膣が劣化するかどうかは、かなり遺伝が関係することがわかってきています。遺伝的に性ホルモンの低下が、特に外陰部の皮下のコラーゲンの生成の劣化をうながす人々がいるのです。さらに血流低下による、東洋医学的な「冷え」も、膣の劣化に大きな影響をあたえます。冷えと聞けば、手足が痛いほど冷たくなることが浮かびますが、冷えは膣にも起きています。膣を冷やしてしまう原因のひとつには、パソコン、スマホの使い過ぎがあります。

女性ホルモンのバランスを整えるには、太陽の動きに合わせた、早寝早起きの生活をすることが必要なのですが、パソコンやスマホに使用されている光には、太陽光に近い「ブルーライト」が含まれているため、太陽が沈んでいるはずの夜にパソコンやスマホの画面をいつまでも見ていると、太陽光を見ていることにつながり、ホルモンのバランスは大いに乱れてしまい、骨盤内の冷えが進行してしまうのです。パソコン、スマホは、仕事に、プライベートに欠かせないものではありますが、必要最低限にとどめたいものです。

また、目を使い過ぎると、交感神経緊張状態が、長く続くことになり、骨盤内の血流が滞り、これも冷えを招く一因になります。これも骨盤底筋に対して確実にダメージを与えてしまうのです。

膣のセルフケアについて知る

さて、これからあなたの大切な膣をケアする方法を知っていっていただくわけですが、その前に必ず守ってほしいことをお伝えします。それは、膣内を石けんで洗わないということです。

膣の内壁には、乳酸菌の一種である「デーデルライン桿菌」というものが住んでいるのですが、これは善玉菌として、膣の中を酸性に保ち、悪玉菌が増えるのを押さえる役目を持っています。ところが膣を石けんで洗ってしまうと、大事な善玉菌を殺してしまうためにカンジタ菌などの悪玉菌が増え、膣のにおいが強くなったり、色のついたおりものが出たり、膣炎の原因にもなってしまうのです。

洗う際に石けんを使わないことで、においが気になる人は食事に気をつけてください。ジャンクフードや動物性の脂肪の多いものは避け、野菜や食物繊維の量を増やすことです。

女性器は大変デリケートな場所。洗うときには決して強くこすらないことです。指の腹を使って、そっとシャワーを当てながら優しく洗いましょう。大陰唇、小陰唇は、それぞれのひだを指でそっと軽くつまむようにして、すみずみまで洗います。ひだの裏側は恥垢がたまりやすいので、念入りに洗ってください。

恥垢とは、膣のまわりについている垢のことです。においや雑菌が繁殖する原因になり、真菌症やクラミジアの病気を招くこともあるものですので、しっかり洗い落としましょう。

クリトリスにも恥垢はたまります。クリトリスに皮がかぶっている場合は、皮をむくようにして内側までていねいに洗うことです。

どうしても石けんを使用したい方は、膣内はだめですが、膣周囲は、デリケートゾーン専用洗浄剤などを使用して洗うのはどうでしょうか？　ＰＨ等が調整され、外陰部の肌に刺激の少ない製品が、最近は、複数販売されています。

同様に、排尿のたびにウォシュレットを使うこともやめましょう。膣の自浄作用が失われます。ウォシュレットは排便のときだけ使うようにしてください。

寝不足、過労、栄養バランスの乱れ、ホルモンバランスの乱れ、喫煙、多量の飲酒などの不健康な状態が続くことも「デーデルライン桿菌」の働きを弱めますので注意してください。

それでは早速、自分で行なうお手入れの方法を知って行きましょう。

まず、すぐにも行なえることに、お手持ちのスキンケアコスメを使ったケアがあります。お風呂上がりにスキンケアを行なう際、一緒に外陰部にもローションやクリームを塗って保湿を行なってください。これを日課にしていくと、ローションやクリームが徐々に膣の内部にまで浸透し、潤いが保てるようになります。また、これまで自分の女性器に触る習慣のなかった人は、はじめはとまどうようですが、このお手入れをはじめると、膣にじかに触れることへの抵抗が薄れる傾向にあります。

外陰部への保湿で、陰部に触れることに慣れてきたら、次の段階に進みましょう。

外陰部に触れることが当たり前の感覚になってきたら、「会陰マッサージ」をはじめていきます。このマッサージは、女性ホルモンの低下から、かたく乾いてしまった膣や会陰をやわらかくする効果があるほか、デリケートゾーンの黒ずみやにおいの改善にもひと役買います。実際に行なってみるとわかりますが、自分のもっとも奥まった敏感な箇所に触れて、そっともみほぐしていくのは、大変リラックス感が得られること。自分で自分をいたわっている感覚もあり、精神的にも安らかな気分になれます。

やり方は簡単。入浴後の、清潔でからだが温まった状態のときに行ないます。まずは外性器からはじめていきましょう。マッサージ用のオイルを指に塗り、大陰唇、小陰唇、会陰にそれぞれオイルを塗り込んでいき、やさしくなでてあげます。かたいところがあればそっとほぐすように押します。オイルが足りなくなれば指に塗り足して続けます。

次は膣内をマッサージします。ゆっくりと指を挿入したら、痛くない程度に膣壁をもみほぐしていきます。不快感、尿意を感じたらあわてずに腹式呼吸をしてください。落ち着いてくるはずです。落ち着いたら、このとき、膣壁の様子も確認しましょう。デコボコやザラッとした感触がなく、ツルツルしていたら、膣壁が乾いてかたくなっている可能性があります。会陰マッサージを続けることでしっとりとやわらかく、デコボコの感触も戻ってきますのでご安心を。

指を入れることに緊張や抵抗、または挿入時に痛みがあれば、無理せずにはじめは外性器のまわりにオイルをなじませるだけでもOKです。徐々にすんなりと膣に触れられるようになっていきます。オイルは拭き取らずに塗ったままにしておくこと。下着の汚れが気になるときは、布ナプキンを当てておくとよいでしょう。

「膣のコリ」がとれるような気持ちよさが感じられるマッサージですが、もし性的な快感を覚えたとしても、まったく問題はありません。そのままマスターベーションを行なってもいいでしょう。存分にオーガズムを味わってください。

日本人女性をとりまく女性器へのケアは、ようやく浸透しはじめてきたという段階ですが、フランスでは何ととっくに常識となっていて、ドラッグストアには年代別のケア用品が並んでいるそうです。女性器へのケアこそ、究極のアンチエイジングであり、デリケートゾーンをお手入れすることは、自分のからだを大事に愛おしむことという認識があるのだそうです。私たちも後に続きたいものです。

特にアラフィフ女性にとってうれしいのは、女性器がやわらかくなっていけば、骨盤底筋までも柔軟性、弾力性を取り戻すことです。そうなれば尿もれ、便もれといったトラブルも防げます。そして膣に指を入れることで、子宮や膀胱が下垂していないかの確認もできますので、ぜひお風呂上がりのスキンケアとセットで行なう習慣をつけてください。

注意点としては、熱があったり食欲がないなど、体調が思わしくないときは行なわないことです。

膣ケアしたら、アンダーヘアもお手入れを！

女性器へのケアが習慣化すると、アンダーヘアの状態も気になってくるものです。たまには全部カットするのもいいこと。毛についた雑菌が落ちて、毛の質がよくなります。

ごわごわした感触が気になるときは、アンダーヘア専用のトリートメントを使うと、やわらかな手ざわりに。アンダーヘアをやわらかくすると、剃ったときにもチクチクしにくくなり、お手入れもしやすくなります。

なお、髪用のトリートメントで代用するのは避けてください。女性のアンダーヘアには外から雑菌が侵入するのを防ぐための常在菌が存在し、女性器の粘膜の部分を守ってくれているのですが、洗浄力の高い頭髪用のトリートメントを使用すると、必要な常在菌まで洗い流され、トラブルの原因になります。また女性器の皮膚や粘膜はとても敏感なため、肌荒れや炎症を起こす恐れもあるのです。

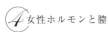

性交痛をなんとかしたい

アラフィフ女性のセックスの悩みのベスト3に入るのが、性交痛です。データを取ったところ、実に40代でも半分以上の女性が性交痛を感じており、50代では満足感より痛みを感じると訴える人が半分を超えているという結果が出ました。

女性ホルモンの分泌量が激減する閉経期前後には、濡れにくくなる、皮膚粘膜が薄くなるといった変化から、痛みを感じやすくなり、それが原因でセックスレスにおちいるケースも多々あります。痛いのをがまんしてまで続けていれば、セックスそのものに嫌気がさしてしまうのも仕方のないことです。ただ、痛いからといってセックスを避けていると、膣の萎縮が進み、さらに痛みが増す可能性もあります。アラフィフ女性にとってこれからの人生は、妊娠の必要も心配もなく、セックスそのものを大いに楽しめるときです。放置したままでセックスから遠のいてしまうのはもったいないことです。

閉経と同時に濡れなくなるという問題については、ひとつに性的な興奮が不足していることが挙げられます。閉経前は、多少無理やりの挿入でも濡れますが、閉経後は、時間をかけた前戯が必要です。ゆっくりと前戯を行なうことで快感が高まれば、膣口の左右にあるバルトリン腺から分泌液が出て、すんなりとペニスを受け入れられるようになります。

婦人科の病気で卵巣を摘出した後に起きる性交痛に悩む人も多くいます。これは女性ホルモンが卵巣から分泌されるため、突然に女性ホルモンの分泌が停止するために起こります。これには前述したＨＲＴ（ホルモン補充療法）が効果的です。膣粘膜の乾燥がやわらぎ、痛みが解消されていきます。

また、挿入した後、突かれると痛いという場合は、膀胱の病気が起きている可能性も考えられます。慢性的な「間質性膀胱炎」が性交痛を引き起こしている場合があるのです。ペニスが挿入されると膀胱が圧迫されるため、痛みを感じるわけです。放っておくと症状は進む一方ですから、早めに泌尿器科を受診してください。

なお、更年期を過ぎれば痛みは消えるのかという疑問を持つ人も多いですが、これは非常に個人差のある問題です。現在痛みがあっても、女性上位の体位で行う等、パートナーとの工夫で解消されたり、あるいはパートナーのチェンジでよくなったというケースもあります。

いずれにせよ、何も対策をしなければ、たとえ更年期を過ぎたとしても、改善される可能性は少なく、結局セックスをあきらめてしまう場合が多くなります。自分に合った改善法を、早めにあせらずに探していくことです。

性交痛がやわらぐアイテムで、もっとセックスを楽しんで！

痛みのせいで、セックスに対して嫌悪感が起きてしまうと、セックスへの欲求や、興奮、オーガズム等全ての性機能が低下してしまいます。最初は手軽に使えるローションやゼリーを試してみましょう。これで悩みが解消することもあります。製品を選ぶうえで、大事なのは痛みが取れて、快適に使えることです。

薬局でも潤滑ゼリーやローションが気軽に買えます。大手のドラッグストアなら、ネット販売もしていますので、実際に店頭で買うことが恥ずかしい人にはおすすめです。

女性専用のアダルトグッズのネットショップもぜひのぞいてみては。ボディクリームのように全身に使えるアイテムもあるので、スキンケアコスメを買う感覚で選べます。

グリセリンが使われているタイプは、水に溶けやすく流しやすく、肌にもやさしい使い心地です。シリコンタイプは油に近く、からだへの吸収がされにくいので、潤いが持続しやすく長時間のセックスに向きます。セックスの前に、トイレで膣内に塗っておくこともできます。オイルベースのローションも伸びがよいため、長時間の使用に最適です。ただし、オイルとラテックス（ゴム）は相性が悪いので注意が必要。それぞれに特徴がありますので、色々試して、自分の好みに合ったものを探してみてください。

前戯の際に、パートナーへ愛撫をしながら、ゼリーやローションを使ってお互いの性器を潤わせておくのもおすすめです。オーラルセックスにも向く、舐めても安全なものや、快感をアップさせるアイテムもありますので、ふたりで楽しめる製品を一緒に選んでみてもいいですね。

痛いのは、相手のやり方のせいかも？ 伝えることも大事です

日本性科学会が調査したデータによると、男性の約40％が相手のからだの状態をわかっていないと回答しています。たとえば、挿入してすぐに激しくペニスを動かされると、誰しも痛いもの。膣はペニスが挿入されると、徐々にペニスになじむようにフィットしていきますが、それを待たずに強くピストン運動をされるから痛みを感じるのです。

さらに女性は痛みを感じるとその時点でからだに反応が起こり、濡れにくくなります。相手の反応をみながら行為ができる男性ばかりではないので、違和感や痛みがあれば、きちんと相手に伝えましょう。やり方を変えることで避けられる痛みもあります。

夢中になっている相手に悪いと思う必要はありません。それは、女性が快感を得ると、男性側もひときわ膣の中が気持ちよく感じられるため。膣は興奮が高まると、入り口側の3分の1あたりの場所が充血し、残りの3分の2が風船のようにふくらんで、膣の入り口がきんちゃくの口をしめたような状態になります。するとペニスはより強い挿入感を覚え、射精がうながされることになるのです。

つまり、女性がよりよく反応すれば、男性も強い快感が感じられるというわけなのです。

女性に必要な骨盤底筋トレーニング

「会陰マッサージ」で膣内をマッサージする習慣がつくと、膣のなかの状態も把握できるようになってきます。すると、骨盤内臓器の異変に早く気づくことができます。

たとえば、膣口に近い恥骨のすぐ奥のあたりに、やわらかい丘状の出っ張りが感じられたら、尿道や膀胱の位置が下がっている可能性があります。また、子宮の入り口に簡単に触れるようなら、子宮下垂がはじまっていることが考えられます。

これに気づいたらすぐに行ないたいのが、骨盤底筋のトレーニングです。骨盤底筋とは、骨盤の底にある筋肉のことで、正しくは「骨盤底筋群」といいます。この筋肉は、骨盤内にある臓器を下からちょうどハンモックのように支え、同時に尿道、膣、肛門をしめる役割を担っています。つまり、女性の排泄をコントロールする重要な役割を果たしている筋肉といえるのです。

ですが、この骨盤底筋は、年齢とともにおとろえていく筋肉です。何もしないでいると弾力がなくなり、しなやかさが失われた骨盤底筋は、たとえてみれば伸び切ったゴムのようになってしまいます。尿もれ、便もれ、頻尿といったトラブルは、この骨盤底筋が弱ったために起こること。現在、尿もれは40代以上の女性の3人にひとりの割合で経験しているといわれていますので、将来的に健やかな排泄を保つことを考えれば、アラフィフ女性すべての人に、骨盤底筋のトレーニングは必要といえます。

また、骨盤底筋のおとろえが進んでくると、膀胱や子宮、直腸などが下がってきて、膣から出てしまうことも。これは「骨盤臓器脱」と呼ばれ、排尿や排便が困難になる場合もあります。症状が進行すれば、手術が必要になったり、リングペッサリーを膣内に入れて子宮を支える治療がほどこされますが、初期の場合であれば、骨盤底筋トレーニングを行なうことで、十分に改善することが可能です。

骨盤底筋がおとろえると起こるトラブル

□下腹がぽっこり出る
□トイレのがまんができなくなる
□ちょっとしたくしゃみ、咳などで尿がもれる
□おならががまんできなくなる
□よい姿勢がキープできず、猫背になってしまう
□骨盤内の臓器が下がり、子宮や膀胱、直腸が膣から出てしまう

そして加齢のみならず、女性ホルモンの低下もまた、骨盤底筋を弱める一因です。骨盤底の筋肉を支えているコラーゲンの生成に、エストロゲンが影響を与えているからです。更年期や閉経後に骨盤底筋の機能が弱まるのは、まさにエストロゲンの分泌が減少するから。この時期をさかいに、尿もれが気になりはじめるのは、そのためなのです。

出産も骨盤底筋に、大きな影響を与えます。自然分娩回数の多い人、高齢出産の人、３５００g以上の赤ちゃんを出産した人は要注意といえます。

肥満も骨盤底筋にダメージを与えます。お腹にたっぷりついた脂肪は、骨盤底筋にとって大変な負担になるからです。さらに、いつもガードルをしている人も、日常的に下腹部をしめつけることで腹圧を骨盤底筋に向かってしぼり出しているようなものなので、骨盤底筋を弱めてしまいます。ちなみに姿勢をよくして骨盤底筋トレーニングをすれば、腹横筋が鍛えられるためお腹まわりの筋肉もひきしまりますから、ガードル要らずになります。

まずは骨盤底筋の場所を感じよう

本格的にトレーニングをはじめる前に、まずは骨盤底筋の場所を体感してみてください。骨盤底筋は目では見られないインナーマッスルですので、自分で筋肉の動きを感じとれるようになることが第一歩です。

骨盤底筋は自転車に乗ったときに、サドルに当たる部分と表現されることが多いですが、実際にどこなのか、はっきりつかんでみましょう。

まず、フェイスタオルを直径3㎝程度に巻いてください。そして巻いたタオルを縦に置き、尿道、膣、肛門が当たるようにタオルの上に座ります。その状態で尿とおならをがまんする要領で、尿道と肛門をキュッとしめてみましょう。骨盤底筋が動くのがわかるでしょうか。こうして自分で骨盤底筋が動かせる感覚をつかんでみてください。

または、自分の指を使って感じとってみましょう。まず骨盤底筋の前側の動きの確認です。膣と肛門の間（会陰）を指で触り、尿を途中で止めるようにキュッとしめます。指がからだに向かって引き込まれるような感じがすれば、前側はきちんと動かせています。次は後側です。尾骨を指で押しながら、おならをがまんするように肛門をしめます。指が奥に引き込まれる感覚があれば、後側もしっかり動かせています。

以上の方法でも、骨盤底筋の感覚がはっきりしなければ、実際に指を膣に入れて確かめてみましょう。入浴時に湯船に入ったら、人さし指を第2関節まで膣に入れます。その状態で、尿やおならをがまんする動きを行なってください。指がしめつけられるのが感じられますか？　この方法がもっともダイレクトに骨盤底筋の動きがわかるので、ぜひ試してみてください。

このとき、指が膣から押し出されるような感覚があれば、いきんでしまっている状態で、正しく動かせていないことになります。指のしめつけを感じとれるまで、気楽に何度か練習してみましょう。

骨盤底筋トレーニングは、3つの動きから

それでは実際にトレーニングを行なっていきましょう。トレーニングは次のシンプルな3つの動きから成っています。

1 肛門をしめる

おならや便をがまんする要領で肛門をしめます。このとき骨盤底筋は後ろから前に向かって動いています。

2 尿道と膣をしめる

尿をがまんしたり、途中で止める感じで膣をしめます。骨盤底筋は前から後ろに向かって動きます。

3 骨盤底筋をからだの中へひきこむ

大きく息を吸って、ゆっくりと骨盤底筋、下腹、おへその順に下から上に向かっ

トレーニングの3つの動き

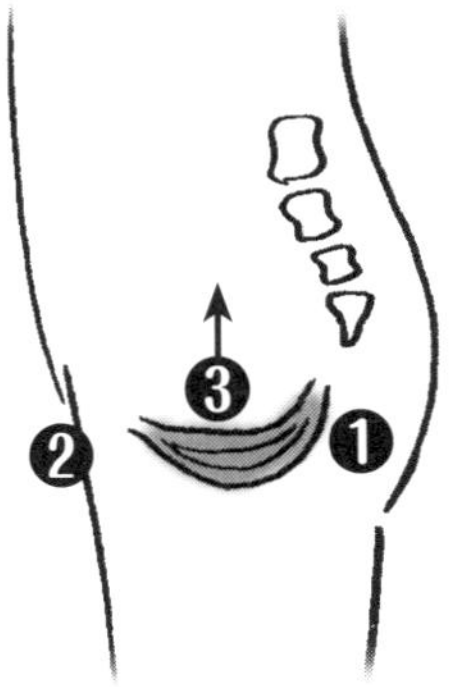

て空気をしぼり出すような感覚で吐き出しながら、骨盤底筋をからだの中にひきこみます。

早い人なら1カ月で効果がみられますので、無理のない程度に行なってみてください。遅くとも2～3カ月実践すれば、その効果がわかります。

もし3カ月以上続けても、尿もれなどの症状が改善しない場合は、力の入れ方に間違いがあると考えられます。まずはいきまないことです。いきみは症状を悪化させますので、十分に気をつけてください。それでも効果が感じられなければ、女性外来や女性泌尿器科で指導を受けることをおすすめします。

骨盤底筋を弱める、こんな生活習慣はNG

せっかくトレーニングに励んでいても、骨盤底筋に負担をかけることをしていては効果も半減します。こんな習慣を持っている人は、今日からやめてください。

1 無造作に重いものを持つ

重いものを持ち上げるときは、お腹に力が入るために骨盤底筋が押し下がります。膣、肛門をしめながら持ち上げるようにしましょう。

2 いきむ習慣

トイレで便を出そうといきんでしまうと、骨盤底筋が押し下がります。腰はまっすぐのまま、少し前に上体を倒し、骨盤底筋にかかる下向きの力をやわらげて。便秘の人は、とくに注意。また尿を勢いよく出し切ろうとすることも避けてください。

3 猫背、そり腰は改善を

猫背、そり腰は腹圧が高くなり、骨盤底筋に負担がかかる姿勢です。よい姿勢こそ骨盤底筋にとって大事なものです。

5

自然な女性ホルモンの強化法

女性ホルモンの基礎知識

これまで女性ホルモンについて述べてきましたが、ここでおさらいの意味も含め、女性ホルモンの基礎知識を押さえておきましょう。

女性ホルモンとは、月経や妊娠、出産に関わるだけでなく、脳や血管、皮膚や粘膜、骨にも関わり、免疫を上げて病気を遠ざけたり、精神を安定させるなど、女性の心身の美と健康をトータルに守る働きをしています。

そして前章でも述べた通り、女性ホルモンには2つの種類があります。ひとつはご存じエストロゲン（卵胞ホルモン）。女性らしい美しさをつくり、心身を健やかにする働きを担う役目を持ちます。

もうひとつはプロゲステロン（黄体ホルモン）。こちらは妊娠の維持に重要な役割を持っていますが、肌荒れやむくみ、眠気、イライラといった不快な症状も招きがちなホルモンです。

こうしてみると、アラフィフ女性にとって重要なのはエストロゲンで、プロゲステロンは邪魔者、といったように思えたりしますが、実はどちらも大変大事なホルモン。エストロゲンばかりが過剰になると、乳がんや子宮体がんのリスクを高めてしまうことになり、プロゲステロンの分泌によってうまく調整され、エストロゲンの悪い作用を抑制してくれるのです。

つまり大切なのは、エストロゲンとプロゲステロンが、最高のバランスをとっていること。それでこそ、これからの毎日を快適に過ごしていかれるわけなのです。

美容や健康を考えるにあたって、様々な情報があふれている世の中ですが、基本は女性ホルモンのベストバランスです。この先、どんな健康法を試してみるにせよ、それは女性ホルモンのバランスに貢献するだろうかということを、まずチェックし、意識する。そんな癖をつけてほしいものです。

エストロゲンのおもな働き

・子宮頚管の分泌液を増やす

・子宮の内膜を厚くする
・女性らしい丸みを帯びたからだをつくる
・コラーゲンの生成を助けて肌、髪のハリや潤いを保つ
・骨の密度を保つ
・コレステロールを調節して動脈硬化を防ぐ
・新陳代謝を促進する
・精神状態を安定させる
・脳を活性化して、記憶力や集中力の低下を防ぐ

プロゲステロンのおもな働き

・受精卵の着床のために子宮内膜を整える
・妊娠の継続を助ける
・乳腺を発達させる
・基礎体温を上昇させる

・食欲を増進させる
・体内の水分を保つ

パートナー、家族の理解を得ることも大事

大変つらいことなのですが、更年期、閉経期を迎えている女性にとって、今置かれている環境は、決してやさしいものとはいえないでしょう。仕事を続けてきた人なら、役職についたり、リーダー的存在になったりと、責任も重くなり、同時に弱音も吐けない立場になっていることが多いもの。女性ホルモンのアンバランスによって、心もからだも不安定になっているときに、セクハラやパワハラが重なると、どんな人でも健康状態が悪化します。残念ながら職場において、アラフィフ女性のデリケートになっている心身を気遣える男性はまだまだ少数派。むしろ無理解といったほうが近いでしょう。ちょっと不調を訴えれば、「更年期じゃ

ないの」などと、心ない言葉を返されることすらあるものです。

こんな職場の環境は、自分の力ではとても変えられないのが苦しいところです。さらに加えて、介護を担う世代にも突入してくるときですから、ストレスはダブルでやってきます。心身の不調は、環境によって起きているところも少なからずあるのです。

そこで、せめてパートナーや家族には、自分のからだの様子について理解を求めたいところ。共に人生を歩む存在である人には、包み隠さず症状を伝え、必要であればサポートも求めてください。

パートナーや家族が、あなたの様子をわかったうえで、疲れたりイライラしたときには、「そんなときもある」と受けとめてくれたり、愚痴や弱音もちゃんと聞いてくれれば、それだけでメンタル面はもちろん、体調すらよくなるものです。そして、つらい時期は一生続くわけではないと、女性としても大きく、ゆったり構える心の姿勢も大事です。いつかは抜けられるトンネルと前向きに考えていきましょう。

加えて、女性としても男性に起こるホルモンの変化についてよく知ろうという姿勢を持つことも忘れたくないものです。パートナー同士、この時期にお互いの心とからだに起こる変化について理解し合うだけで、つらい時期も短くすむ場合もあります。お互いの健康を自分の健康のように考えていきたいものです。

ホルモンバランスを整えるための3要素

さて、ホルモンバランスを整えることは、これからの人生において必要不可欠なことがわかったところで、早速一生美しく、健康でいるために確立したい大事な要素についてお伝えします。

それは、「食事」「休養」「運動」の3つです。

からだにいいものをバランスよく食べ、十分にからだを休め、ほどよくからだを動かす。まったく当たり前のことのようですが、実際あなたは、この3つをしっかり行なえているでしょうか。現段階で、ひとつでも自信が持てるものがあれば優秀だといえます。なぜなら現代人にとって、この3つほどないがしろにしてしまうものはないからです。

たとえば食事ひとつにしても、今は手軽に食べ物が手に入る時代。コンビニ食やファストフードで、たやすく廉価に1食をすませることができます。多忙なときにはこれほどありがたいことはありませんね。そして楽なほうへ流れていくのが人間というもの。気がつけば1週間もちゃんと野菜をとれていなかったという人も少なくないようです。

休養と運動にしても同じことです。現在、日付が変わる前に入眠する人はごく少数派のようです。それを証拠に、電車に乗ればほとんどのアラフィフ女性はスマホを見ているか、居眠りをしています。眠い眠いといいながら、遅くまでテレビやスマホに釘付けな人がどれほど多いことでしょう。

また、現代は意識をしないとすぐに運動不足になります。十分徒歩圏にあるコンビニに車で行ったり、外に出ればエレベーターにエスカレーターを使うのが当然のこと。一見からだを動かしているような家事でさえも、高性能の電化製品のおかげで、大してからだを使うこともなく終わってしまいます。

いかがでしょうか。そんな生活習慣をこの先続けていたら、60代、70代、80代を迎えたときにあなたのからだはどうなってしまうと思われますか。

日本女性の平均寿命は87・14歳と、めざましく延びていますが、平均寿命と健康寿命は違います。現在の日本人の健康寿命は、世界保健統計2016年版では、男女平均で74・9歳となっています。この数値は素晴らしいことに、WHO加盟国194カ国の中でナンバーワンですが、平均寿命との差は約12年もあります。

12年間もの間、ずっとからだの不調に悩まされたり、トイレの問題が不安で思うように出かけられなくなったり、そもそも足腰が弱ってしまって外出ができなくなったりしたらどうでしょう。それはあまりにも淋しいことだと思いませんか。

人生の最後まで、やりたいことをやり、行きたいところへ行くなど、QOLを保つためには、今のアラフィフの時期から、心とからだの健やかさを守る3要素である、食事と休養、運動の習慣を持つことが大事です。

そしてホルモンバランスを、いつもその年代に合わせて整えていれば、いくつになってもセックスだって楽しめるのです。男女ともに70歳、80歳でもセックスを続けている人はたくさんいます。もちろんその年齢に達したときに、実際にセックスをしなければならないという問題ではなく、したいと思えばいつでもできるからだでいられたほうが、ずっと心も豊かでいられると思いませんか。

そこでまず運動についてお伝えしたいのが、とにかく毎日、何かしらからだを動かす習慣、癖をつけてほしいということです。できれば、その日たまたまからだを動かさずにいたとしたら、「からだがなまりそう」という感覚が持てるほど、からだを動かすことが日常の中で当たり前になるレベルにまで到達するのが理想です。

とはいっても、何も毎日ジムに通って、みっちり運動をしなければいけないわけではありません。むしろジムなどに入会してしまうと、行き帰りや、運動後のシャワーや着替えにたくさん時間をとられてしまうことが億劫になって足が遠のき、それがかえってストレスになるという顛末になりかねません。

それよりも、軽い運動でかまわないので、骨盤底筋トレーニングのように、思い立ったらすぐにできることを行なうほうがずっと効果的です。ウォーキングのよさは前述しましたが、簡単なストレッチやスクワット、ラジオ体操などもおすすめです。道具も、場所も、お金も必要なく、日常的な運動としては理想的なものです。また、いわゆる「ながら運動」もおすすめです。テレビを見ながらストレッチしたり、歯磨きをしながらスクワットしたりすることが、無意識のうちに行なえるようになれば最高です。

また、趣味として楽しめる運動を見つけるのも大変いいことです。フラダンス、ベリーダンス、社交ダンスなど、踊ることは心もからだもはずむ、ストレス解消にはもってこいの運動ですし、ヨガや太極拳、気功など、心とからだの状態を高める運動も自分自身を見つめるためによいものです。

どんな運動を行なうにしても、大事なことは「動きたくなる」感覚を持つことです。それさえ身に付ければ、これからのあなたのからだは、ずっとイキイキと、元気でいられること、間違いありません。

続いては休養の話です。実はこの休養こそ、現代人にとって一番むずかしいことと考えられます。仕事に家事にプライベートに、時間はいくらあっても足りませんから、そのために睡眠時間を犠牲にするという人は多いはずです。

そこで休養のための時間を確保するには、思い切った時間のダイエットが必要になります。まず検討することをおすすめしたいのは、必要のない人間関係の見直しです。

お若い人たちの間では、いつも一緒に過ごすメンバーのことを「いつメン」と呼ぶそうですが、アラフィフ女性にも、そんな「いつメン」に似た人間関係があると思います。

その人たちとの時間があなたにとって意味があり、共に過ごすことで発見も学びも、楽しさもあるというなら問題はありませんが、付き合いが悪いと思われたくないからという理由で、特に気が進むわけでもないのに、何となくお茶やお酒の時間を一緒にしてしまうのなら、思い切って離れてみることをおすすめします。

そして新たに生まれた時間で、ゆっくりお風呂に入ったり、好きな音楽や映画を楽しむなど、自分が本当にやりたかったことをして英気を養うのです。

すると、要らないお付き合いをしてぐったり疲れてしまうより、ひとりの時間を思うままに過ごすほうが、ずっと自分の心とからだにとって、やさしいことだとわかるでしょう。

友達が減るのではないかと心配する必要もありません。本来、自分にとって本当に大切な友達なら、必ず一番よいスパンで、楽しい時間を共に過ごせるものですから。

また、しっかり睡眠をとるために、早寝の習慣をつけましょう。10代の女の子ではないのですから、いつまでもスマホを握りしめてメールの返信に躍起になどならず、さっさと寝てしまうのです。そうすれば自然に早起きもできるはず。朝日を浴びれば、セロトニンの分泌も活性化し、連動してエストロゲンも分泌されるというものです。そして早起きが板についてくれば、自然と夜も遅くまでなど起きていられなくなります。

大して気が向かない人間関係のために時間を費やすか、自分の心身の健康のために時間を使うか、そろそろ決断してもいいときです。

女性ホルモン力をあげる食事法

運動と休養の話に続いて、次はいよいよ食事について述べていきます。食事はダイエットにも直結していますから、決しておざなりにできないものです。特に医師から体重を減らすようにいわれている人は、食べることに対して無頓着でいるのはやめましょう。肥満は万病のもとですし、ホルモンバランスも乱します。肥満するとインスリンというホルモンの分泌が活発になってしまっています。するとその状態に性ホルモンバランスが影響され、崩れてしまいます。

また、アラフィフともなると、代謝が悪くなって太りやすくなることも肥満の原因になります。まず炭水化物を控えめにすることを心がけましょう。食事が炭水化物にかたよりがちな人の特徴は、ひと皿で1食が終わってしまうことです。丼ものやパスタ、ラーメンなどの麺類、ピザなど、ひとつのメニューで食事をすまさず、たとえば外食であれば、焼き魚やお刺身がメインの定食を選んでください。味噌汁に数品の小鉢など、炭水化物以外の食材も、ほかにとることができます。自宅でもごはんやパンはデザート感覚で食べるとよいでしょう。色々と野菜や魚、肉などの料理を食べたあと、最後の口直しに、少しだけとるといったような食べ方へシフトしていってください。そして炭水化物をとるのは、朝か昼です。夕食ではとらないようにするほうが太りにくくなります。

夕食も寝る3時間前までに終えることを心がけましょう。食べてすぐに寝てしまうと太りやすいのはご存じの通り。さらに胃腸への負担がかかって睡眠の質が落ち、ホルモン分泌にも悪影響がおよんでしまいます。

規則正しく食事をとることも習慣付けたいことです。体調がすぐれなくなりがちな人には、食事の時間が不規則な傾向があるのです。1日3回、なるべく一定の時間に食事をするようにしましょう。決まった時間に栄養をとるようにすると、からだも消化と吸収、排泄のリズムが整い、ホルモンバランスも安定します。

食事の量も一定にします。ある日はごちそうを食べ過ぎ、ある日はカップ麺だけというのでは、からだのリズムも狂います。その分量ですが、満腹になるまで食べてしまっては多すぎます。腹八分目ならぬ、腹6〜7分目程度がアラフィフ女性にとって、胃腸の負担にならずにすむちょうどいい量です。

また、朝食は必ずとってください。からだへのモーニングコールでもあります。その日のリズムをつくるためにも朝食は役立ちます。

以上は原則です。アラフィフ女性は大人ですから、少しは原則を逸脱して、不摂生をしてもいいのです。しかし数日後には、原則にそった生活を取り戻すように努力しましょう。そんな1日1日の小さな努力が、あなたの心とからだを豊かにします。

ストレスからくる過食について

ストレスから、過食してしまう人は少なくありません。これはストレスのせいで心の安定をもたらすセロトニンが不足するためと言われています。過食しそうなときこそ、楽しく食事をしましょう。家族や気のおけない友達と会話を楽しみながらの食事は、ストレスの緩和にも、脳の活性化にもつながります。食事をストレス解消にしないことも重要。ストレスは別のことで発散するようにしていくと、次第に過食欲がしずまっていくものです。

「腎」を補う食品で、女性ホルモンを活性化させる！

漢方でいう「腎」とは、腎臓や生殖器、泌尿器などを示すもの。広く生殖や成長・発育、ホルモンの分泌、免疫系などの機能をあわせ持つ「生命の源」とされています。すなわち老化とは、腎のパワーが減るために起こること。つまり漢方では腎のエネルギーをおとろえさせないことが、若さを保つことと考えられているのです。

ところが腎のパワーは加齢によって少なくなるうえに、過労やストレスによっても低下してしまいます。からだに無理を強いていると、老け込んでしまうのはそのためです。ちなみに腎のおとろえと関係するとされる症状には、倦怠感、抜け毛、白髪、尿もれ、頻尿、骨密度の低下など、アラフィフ女性にとっては何としても避けたいものばかりです。

そんな大切な腎のパワーをおぎなうためには、「補腎食品」といわれる食べ物

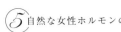

を積極的にとるのがおすすめです。いわゆる、精が付く食品です。腎にはからだを成長させる働きがあり、ホルモンの分泌にも深く関わっているとされています。卵巣も腎として考えられていますので、腎をおぎなう食事を心がけていきましょう。ホルモンバランスも整い、肌や髪、骨にもよい影響が期待できます。効果的にとるためには、火を使って料理するのがおすすめです。

腎をおぎなうタンパク質類

羊や鶏、鹿肉、ドジョウ、エビなどには、からだを温める効果もあります。

肉類（羊、牛、鶏、豚、鹿）　ドジョウ　スッポン　ウナギ　アワビ　ナマコ

イカ　エビ

腎をおぎなう野菜類

山芋のようにネバネバしたものには、腎をおぎなう作用があります。

キャベツ　山芋　キクラゲ　セロリ　シイタケ　空豆　ニラ

腎をおぎなう果実と穀物類

植物の実は、新しい命の象徴です。

黒豆　ブドウ　栗　ゴマ　クルミ　銀杏　クコの実

そのほか

スパイスにも腎をおぎなうものがあります。

海藻類（ヒジキ、昆布）　シナモン　山椒　自然塩

からだを温める食事法で、卵巣機能をアップする！

そもそも女性は、冷えやすい体質です。男性に比べて、熱を生産する筋肉が少ないためです。

からだが冷えると、血流が悪くなることで、からだのあらゆる働きが悪くなり、卵巣の機能も低下します。免疫力も下がるため、感染症にもかかりやすくなり、

さらには肌荒れや肥満、倦怠感、肩こり、腰痛など、様々な不調が引き起こされます。

からだの冷えは、手足が冷たいなど自分で実感できていれば、その都度対処もできますが、冷えに気づかないでいる人も少なくありません。アラフィフのからだは冷えやすいと自覚して、からだを温めることを考えていきましょう。ホルモンバランスの乱れを整える効果も絶大です。

特に暑い季節には、冷たい飲み物や食べ物が美味しく感じられるため、冷房とダブルでからだを冷やしがちです。コーヒーや紅茶も、アイスを好む人は、特に気をつけて冷たいもののとり過ぎを避けるようにしてください。

盲点なのはダイエットによる栄養不足です。必要な栄養をとらずにいれば、エネルギー不足で熱が生み出せません。基本はバランスよく食べて運動すること。血流、代謝ともにあがり、冷え予防にもダイエットにも効果が得られます。

また、スイーツ好きな人も要注意です。砂糖のとり過ぎは確実にからだを冷やしてしまうのです。砂糖や甘味料がふんだんに入った食品をしょっちゅうとっているると、胃腸の消化機能は低下します。すると血糖のコントロールが安定しなくなります。その結果、自律神経系に不調が起こり、血行が悪くなって冷えてしまうというわけです。

どうしても甘いものがほしいときには、てんさい糖で甘みをつけたゼリーやヨーグルトなどはいかがですか？ てんさい糖の原料は寒い地方でとれる砂糖大根。体を温める食材なので安心です。

からだを温める食事の3ルール

1 冷たいものは避け、温かいものを食べる

冷たい飲み物やデザートは控えめに。日頃から具材をたっぷり入れたスープや味噌汁を食卓にのせてください。鍋料理も冬だけでなく、1年中どうぞ。からだも温まり、栄養のバランスも整えやすくなります。

２ 良質のタンパク質をしっかりとる

タンパク質は、筋肉や血液の大事な材料。ホルモンの分泌にも欠かせません。おにぎりやお茶漬けだけですませず、肉、魚、卵、大豆などのタンパク質もしっかりとってください。

３ からだを冷やす食品を上手に使う

からだを冷やす食品も、大事な栄養素です。とり過ぎに注意したうえで、からだを温める食品と一緒にとるのがよい方法です。ショウガ、ネギなどの薬味をそえたり、スパイスを上手に使って料理してください。

からだを冷やす食品

野菜類

キュウリ　トマト　ナス　セロリ　白菜　枝豆

果実類
スイカ　バナナ　梨　柿　ミカン
タンパク質類
アサリ　シジミ　タコ
そのほか
海藻　ヒジキ　昆布　緑茶　白砂糖

からだを温める食品

野菜類
ニンジン　カボチャ　ネギ　タマネギ　ニラ
果実類
リンゴ　プルーン
タンパク質類
羊肉　鶏肉　イワシ　エビ

そのほか
ショウガ　トウガラシ　ニンニク　ワサビ　山椒　シナモン　紅茶　てんさい
糖

自然な植物成分で女性ホルモンを強化

何といっても食べ物こそ、人間のからだを作る原材料です。ホルモンバランスを整えるためには、日常の食生活の改善が第一です。基本は食生活をはじめ、休養と運動を合わせた正しい生活習慣を持つこと。前章でご紹介したＨＲＴ（ホルモン補充療法）や漢方薬の使用も、そのうえで考えてほしい方法です。

そしてもうひとつ、ここでご紹介したいものに、植物由来のエストロゲンサプリメントがあります。薬には頼りたくないという人や、天然の植物の力を試してみたい人には、ぜひ上手にとり入れていただきたいと思います。

現在、日本人女性に広く知られているのは、大豆イソフラボンでしょう。エストロゲンによく似た働きをするため、体内にあるエストロゲンと連携して、さまざまな不調の緩和に役立ちます。

そのほかにも、エストロゲンを豊富に含む、ホルモンバランスの調整に役立つといわれる植物はいくつかあります。

タイでも人気の「プエラリア・ミリフィカ」

中でも、「プエラリア・ミリフィカ」という植物には、もっとも強力なエストロゲンが含まれています。このプエラリア・ミリフィカとは、タイ原産のマメ科クズ属の植物で、日本ではバストアップ効果をうたったサプリメントやジェルの原料の一部となって販売されていますが、最近の研究では、プエラリア・ミリフィカにはイソフラボンをはじめ、17種類の植物性エストロゲンが含まれていることがわかってきました。そのため、エストロゲンの分泌低下によるさまざまな不調の改善に役立つものとして期待されています。

原産地のタイでも、プエラリア・ミリフィカは、ホットフラッシュや多汗の緩和に利用されています。更年期の女性たちはハーブ医療の一環として、プエラリア・ミリフィカの粉末を1日1回、就寝前に服用するよう、アドバイスを受けています。

プエラリア・ミリフィカに期待されるあらゆる効能

先に述べたように、プエラリア・ミリフィカには17種類もの植物性エストロゲンが含まれています。21世紀の現在は、多種多様な植物エストロゲン（フィトエストロゲン）が発見されていますが、これほど多くの成分を持った植物というのは、あまり見られていません。よってプエラリア・ミリフィカは、かなり特殊な植物といえます。

この植物エストロゲンによる効能は多岐にわたり、タイで行なわれた研究では、疲労、食欲不振、気力喪失、不眠などの改善から、筋肉増強、記憶力や思考力の維持、認知症予防、さらには視力回復や育毛促進といった効果もあると報告されています。

現代の科学で検証実験され、大きな将来性、可能性があると見込まれているものは、まさにアラフィフ女性にとってうれしいものばかりです。

更年期症状全般の緩和、骨粗鬆症の予防、アンチエイジング、そしてバストアップの4点に関しては、研究報告が存在します。

中でも更年期症状を和らげる効果については、かなり確実なデータが存在しています。卵巣機能のおとろえから見舞われる、各種のつらい症状も、プエラリア・ミリフィカの粉末を1日あたり50㎎摂取しはじめて1カ月後には、ほとんどの症状が楽になったという報告があり、その後も服用を続けることで、半年にわたって症状の緩和が続いたというデータがあります。

さらに関節痛やコレステロール値の上昇が改善した人もいますし、エストロゲンの低下によって引き起こされる動脈硬化や心疾患、脳血管疾患といった生活習慣病のリスクが軽減された人もいます。

この効果はアンチエイジング効果ともつながってきます。植物エストロゲンは皮膚のターンオーバーをうながし、粘膜に潤いを与えてくれますので、プエラリア・ミリフィカの服用によって、美肌効果、膣の乾燥の解消が期待出来ます。髪のツヤやハリも増すなど、美容効果への効果もみられることでしょう。

骨粗鬆症の予防については、女性ホルモンが骨の新陳代謝と深く関わっていることがポイントになります。プエラリア・ミリフィカが含む植物性エストゲンは、弱いけれど女性ホルモン同様の骨破壊の抑制作用を有し、骨密度の維持に対して効果的と考えられます。アラフィフ女性にとっては骨粗鬆症対策として、プエラリア・ミリフィカをひとつの選択肢と考えられるでしょう。

ちなみに最後のバストアップに関しては、効果があった人、なかった人と回答が分かれました。個人差の問題が大きいようです。

プエラリア・ミリフィカの薬効を効率よくとるには?

さて、このプエラリア・ミリフィカですがタイではサプリメントだけでなく、クリームや美容液、ミスト、ソープといったスキンケアアイテムに使われたり、クッキーやキャンディ、ゼリーなどのお菓子としても親しまれています。

一方、日本では今のところ、サプリメントとしての製品がメインです。そこで今後、プエラリア・ミリフィカをとり入れることを考えている人へ、その薬効がきちんととれるサプリメントの選び方についてご紹介していきたいと思います。

まず、一番重視するのは成分のクオリティーです。薬効を考えると、タイ北部でとれた3年物塊根で作られたものがもっとも理想的ですが、この判別は大変むずかしいことです。プエラリア・ミリフィカの塊根の重さには差があるため、生育年数の判断がつかないからです。

そのほか、プエラリア・ミリフィカの収穫時期もチェックしてください。植物エストロゲンなどの有効成分がもっとも高くなる時期である乾季に収穫したものを選ぶのがポイントです。また当然ながら、本物のプエラリア・ミリフィカを使ったものでなければ効果が期待できません。単なるプエラリアは世界でも76種類も存在しますので、「ミリフィカ」でないものも日本国内に流通しているからです。信頼のおける施設で栽培されたプエラリア・ミリフィカを使ったものが望ましいです。

プエラリア・ミリフィカの適正摂取量について

サプリメントを購入する際、たいていの人は、成分をたくさん含んでいる製品を選びがちだと思います。特にプエラリア・ミリフィカは、大変多くの成分が配合されている製品がほとんどなので、使うとなれば少しでも成分の多いものをと考えられることでしょう。

ですが、重要なのはからだにとっての適正量を守ることです。たくさん使えばそれだけ効果があがるものではないことも明らかになってきているのです。

市販のプエラリア・ミリフィカのサプリには、1日の摂取量が200〜300㎎というものもあります。これは、実際にタイのプリンスオブソンクラー大学医学部の婦人科や、ハート・ヤイ病院産婦人科が行なった実験によると、かなり過剰であると考えられます。

この実験では、被験者37名を無作為に2グループに分け、それぞれ50㎎と100㎎のプエラリア・ミリフィカのカプセルを1日1回6カ月にわたって服用してもらいました。

その結果、どちらのグループも更年期の症状に改善がみられたのですが、よりパフォーマンスが高いと判断されたのは、50㎎のグループのほうでした。

つまり、純正で高品質のプエラリア・ミリフィカを使ったサプリメントであるなら、1日あたりの摂取量は50㎎が目安ということがわかったのです。

これからプエラリア・ミリフィカのサプリを使う人は、ぜひこの摂取量を頭に入れておくことをおすすめします。

ペルーが誇るスーパーハーブ「マカ」

プエラリア・ミリフィカのほかには、「マカ」という植物があります。更年期後30年以上、女性であることを楽しむための成分が豊富に含まれた植物として、欧米を筆頭に世界の科学者たちがそのさまざまな有用性を確認しているものです。

そのマカは、南米ペルーの共和国内、アンデス山脈の高地を原産とする、アブラナ科の多年草です。インカ帝国の時代には貴重な栄養源かつ薬草ハーブとしても珍重されていました。

マカの効能によく挙げられるものには、滋養強壮、精力増強、不妊改善といったものがあります。ところが、プエラリア・ミリフィカとは違い、マカには女性ホルモン作用も男性ホルモン作用もありません。

それに代わって含まれているものとして「アダプトゲン」という物質があります。アダプトゲンとは人体の適応能力を高める物質のことで、心身の疲労や不調など、ストレスによる症状への抵抗能力をあげる働きを持ったものです。

ほかに含まれている成分には、豊富なカルシウム、リン、マグネシウム、鉄のほか、亜鉛、ヨウ素、セレン、ビスマス、マンガン、珪素のミネラル、ビタミンB群、さらにグルタミン酸、アルギニン、バリン、ロイシンなどのアミノ酸もバランスよく含んでいます。加えて4種類のアルカロイドも含まれています。

つまり、マカがアラフィフ女性のからだにおよぼす効能は、植物エストロゲンではなく、アルカロイドが副腎、甲状腺、卵巣、精巣をコントロールする視床下部や下垂体の中枢神経に作用し、生殖系を含む内分泌腺を調整することにあると考えられます。

そしてストレスの軽減効果が高く、ストレスに強い体質づくりに役立つアダプトゲンの働きも大きなものです。女性にとって更年期に起こる心身の急激な変化によるストレスが和らげば、免疫力もあがり、自律神経も整って、更年期の症状は緩和されていくのです。

実際にペルー人女性の間ではホットフラッシュやうつ状態、疲労感がなくなったという例が数多くみられています。日本人のアラフィフ女性にとっても、マカはこれから頼れる存在になる可能性は大いにあると考えられます。

ちなみにマカの望ましい摂取量は、粉末にして1日あたり1・5～10g程度。サプリメント選びで気をつけたいのは、しっかりした品質検査が行なわれている施設でできた、高品質なものを購入すること。国際レベルの安全基準を満たしたGMP取得工場でつくられたものなら安心です。

鉄分不足にご用心！「ヘム鉄」の重要性

ここからは植物成分のサプリメントから離れて、プエラリア・ミリフィカとマカと併用するのにおすすめのサプリメントについてご紹介していきます。

さて、女性ホルモンのバランスを整えるために、どうしても不足してはいけないものがあります。それは鉄分です。女性ホルモンの分泌が低下していくのは、卵巣の働きがおとろえているためですが、血流が滞りがちで冷え性という人ほど、いっそう卵巣を弱めている可能性があります。そこで卵巣の元気をとり戻すためには、血液の循環をよくして、卵巣に十分な血液を送ることが大事になります。そのためには、質のよい血液をつくることが欠かせないのです。

血液は、毎日の食事から作られます。中でもアラフィフ女性にとって、十分にとり切れていない栄養素は、鉄分です。鉄分不足では血液の質が下がってしまうので、食事でカバーができないようなら、サプリメントでおぎないましょう。血液の質が下がると、各臓器はもちろん、からだ全体にまで悪影響を与えてしまいます。

その鉄分にも、2つの種類があります。それは「ヘム鉄」と「非ヘム鉄」です。その違いは、動物由来であるか、植物由来であるかということです。アラフィフ女性にサプリメントとしてとってもらいたいのは、動物由来のヘム鉄です。ヘム鉄と非ヘム鉄を比べると、からだへの吸収率は、実にヘム鉄のほうが1・5倍も多いのです。また、ヘム鉄はお茶やコーヒーと一緒に摂取しても吸収率は変わりませんが、非ヘム鉄はお茶やコーヒーと摂取すると、吸収がさまたげられてしまいます。

そして、一緒にとると鉄分の吸収率を上げるビタミンもあります。ヘム鉄のサプリを使うときには、できるだけ併用することをおすすめします。

鉄分の吸収率を上げるビタミン類

ビタミンC

鉄分の吸収を助けて貧血を防ぐ働きがあります。

ほかのビタミンやミネラルの働きもサポートします。

ビタミンE

体内のホルモンバランスを整え、分泌量を調整する働きがあります。

血行不良を解消し、冷え症、肩こり、頭痛、腰痛にも効果があります。

ビタミンB_{12}

赤血球の形成をサポートします。
自律神経の働きを維持します。

葉酸

代謝を改善し、脂質異常症や動脈硬化を予防します。
赤血球の形成をサポートします。

6

【図解】膣のトレーニング方法

膣トレでからだの潤いを取り戻す

さて、ここまでさまざまな側面から、女性ホルモンの分泌の低下による不調の改善策について述べてきました。この最終章では、いよいよゴールとして、もっと潤い、もっと感じる膣をつくるための方法をお伝えしていきます。

長いこと、膣をほったらかしにしていた人、すっかり濡れなくなってきたと自覚している人、オーガズムなんてとうの昔に忘れてしまったという人、大丈夫です。それは廃用性萎縮が起こっているだけです。長い間使わずにいれば、その機能が低下するのも当然です。リハビリのつもりで、トレーニングをはじめてみましょう。

自分の膣の健康に意識を向けはじめると、不思議に女っぷりもあがるものです。何故なら、膣を意識しながら過ごすことは、自分が女性であることを、最高に認識することだから。特に男性に伍して仕事をこなしてがんばり続けてきた人ほど、本来持っている自分の女性性の豊かさを思い出せるはずです。膣トレは、いってみれば究極の女磨き。やっている人とそうでない人とでは、数か月後には大きな差が生まれること、間違いありません！

自分の膣、見たことありますか？

膣トレをはじめる前に、最初にやってほしいのが、自分の膣を見てあげることです。あなたは自分の膣を見たことがありますか？　意外にないという人が多いのですが、まずは今の状態を知ることが大事です。顔や髪についてはしょっちゅう鏡でチェックしているのですから、膣にも同じように関心を持ってください。

やりやすいポーズは、「体育座り」です。床にお尻をつけて座って両足を抱え、膣に手鏡をあてて映します。空いているほうの手で小陰唇をそっと広げて、膣の周辺をよく観察してみましょう。はじめて見るという人は、少し抵抗感があるかも知れませんが、勇気を持って見てみてください。

はじめに、尿道口、膣口の様子を見ます。続いて、膣の位置はどのあたりなのかを確認したら、小陰唇と大陰唇の色やかたち、クリトリスに包皮がどうかぶっ

体育座りの状態で両足を広げて、手鏡などに映し、手で小陰唇をそっと広げて膣の周辺をよく観察してみましょう。

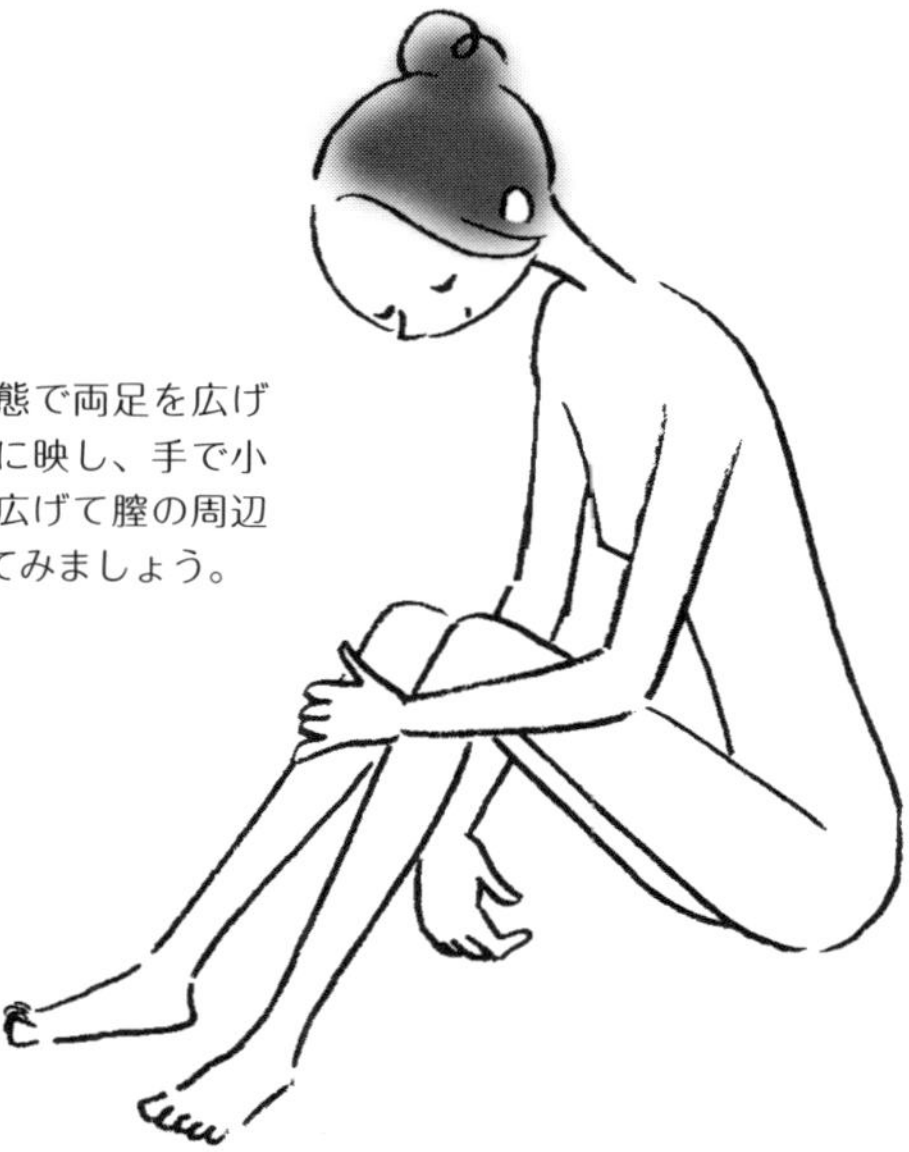

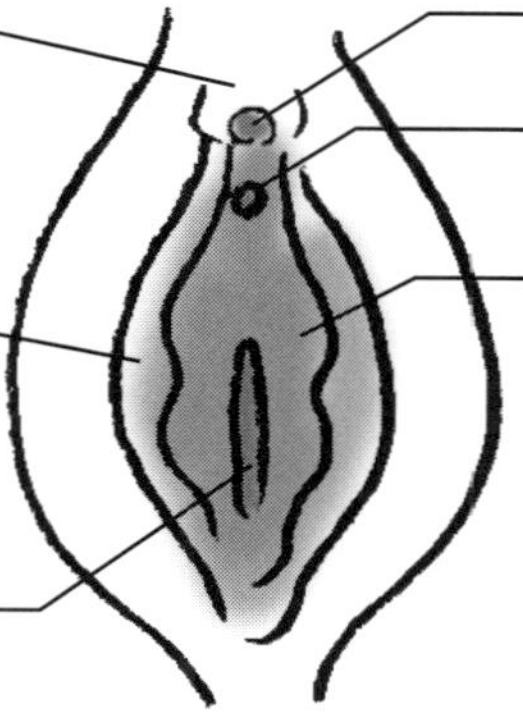

ているかを確かめます。

他人のものを見る機会のない場所なだけに、自分の膣が人と比べてどうなのか気になるものですが、これはもう千人いれば千通り。それぞれに皆、違った個性を持っています。問題なのは見た目より、その機能です。女性だけが楽しめて、健康に生かすことができるトレーニング、膣トレで過去最高の膣のコンディションをつくりあげましょう。

膣トレの前に、骨盤底筋の動きを確認!

ここで膣トレのベースになる、骨盤底筋の位置を確認してみましょう。

4章で説明した通り、骨盤底筋の場所は自転車に乗ったとき、サドルに当たるところです。もっとはっきり知るには、おしっこをするときに、何度か止めてみること。途中で止めようとすると、尿道口から肛門にかけての筋肉がキュッと緊張します。その筋肉が骨盤底筋です。

ただし、おしっこを途中で止めるのは、骨盤底筋の場所を確認するときだけにしてください。膣トレの方法のひとつとして「おしっこを途中で止める方法」が広まっていますが、最近では正常な排尿の仕組みをさまたげてしまうので、やめることがすすめられています。

そして、自分の骨盤底筋の場所がわかったら、楽な姿勢で自分の指を膣に挿入してみましょう。入れづらいときは、ローションを使うと挿入しやすくなります。そして骨盤底筋で膣に圧力をかけ、できる限り指を締めつけて引き込む練習をしてみてください。

こうして膣を見て、触ることに慣れていくと、次第に肌のお手入れをするように、膣のケアも自然と行なえるようになってきます。膣が特別な場所ではなくなってくるわけです。そうなれば、膣とのコミュニケーションの機会も増えるというもの。気軽に指を挿入して、Gスポットの場所を探ってみてください。膣トレがすすんでくると、入れ心地や触感も変わってきます。その変化にいつも気づけていると、効果はさらに倍増します。

はじめてみよう！　初心者向けの基本トレーニング

はじめて膣トレにチャレンジする人におすすめなのが、あおむけに寝て行なう方法です。この方法だと、内臓の重みが骨盤底筋にかからないので、より楽に骨盤底筋が動かしやすくなります。

呼吸する際に押さえたいポイントは、吸うと骨盤底筋は下がり、吐くと骨盤底筋は上がること。息を吸うと空気で横隔膜が押され、それとともに骨盤底筋は下がります。反対に息を吐くと、横隔膜が上がると同時に、骨盤底筋も上へ引っ張られるわけです。骨盤底筋をからだの中にひきこむときは、息を吐くことを意識するのがうまくいくコツです。

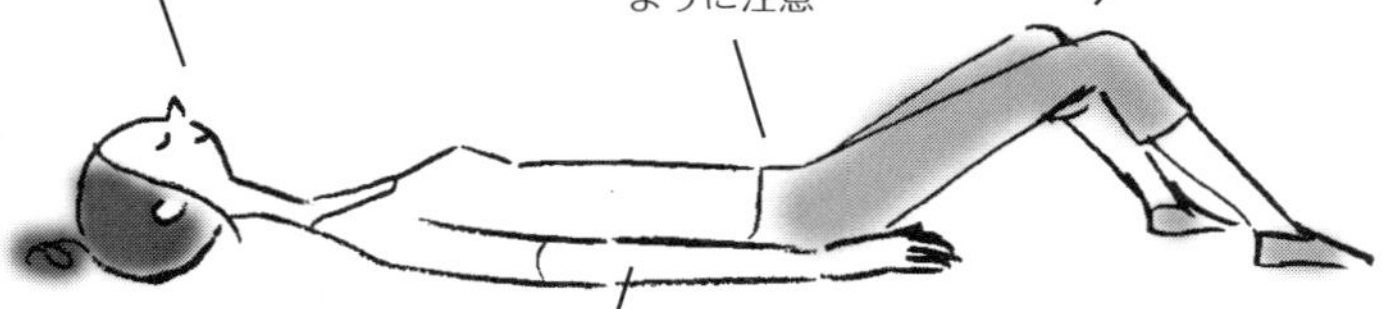
自然に呼吸をしながら
しめるときに軽く吐く
お尻が浮かない
ように注意
両膝を軽く曲げて
肩幅に開く
腕はしっかり
床につける

【初心者向け膣トレのやり方】

①あおむけに寝て、両ひざを軽く曲げて肩幅に開きます。

②肛門をキュッ、パッとテンポよく、リズミカルにしめる・ゆるめる動きを5回くり返します。

③肛門を3秒間ギューッとしめてから、パッとゆるめる動きを5回くり返します。

④膣をキュッ、パッとテンポよく、リズミカルにしめる・ゆるめる動きを5回くり返します。

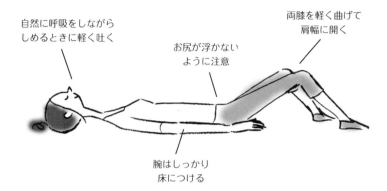

⑤膣を3秒間ギューッとしめてから、パッとゆるめる動きを5回くり返します。

⑥最後に大きく息を吸い、息を吐きながら骨盤底筋をからだの中へグーッとひきこみます。これを2〜3回くり返します。

起床時、就寝時にベッドの中で行なうようにすると、習慣づくのでおすすめです。また、骨盤底筋をしめるときに、お尻の筋肉や左右の内ももが動く場合は、正しく骨盤底筋が動かせていません。しっかり骨盤底筋だけを使って、膣、肛門をしめることができる人は、外側の筋肉はどこも動かさずに、トレーニングができます。トレーニングの際には気をつけてみてください。

膣トレのバリエーション

基本のトレーニングをマスターできたら、次はバリエーションを覚えていきましょう。骨盤底筋トレーニングは、どんな姿勢で行なっても同じ効果が得られます。座位、立位。よつんばいと、好きな姿勢でどうぞ。

1　立位で

足を肩幅に開き、背すじをまっすぐ伸ばして立ちます。手をお腹とお尻に当てて行なってもよいでしょう。お尻と太ももの筋肉が動かないように。

2　座位で

背すじを伸ばして座わったら、足は自然におろします。骨盤はしっかり立てて、腰が丸くならないように注意。からだが上下しないように。肛門や膣をしめるたびに、ひざが閉じたり開いたりしてしまわないよう気をつけてください。

3　よつんばいで

手は肩幅に開いて、ひじを床につけます。首から背すじにかけてまっすぐになるように。背中はそらさないようにしてください。首はまっすぐに、頭は自然に下がる感じです。

骨盤底筋トレーニングのバリエーション

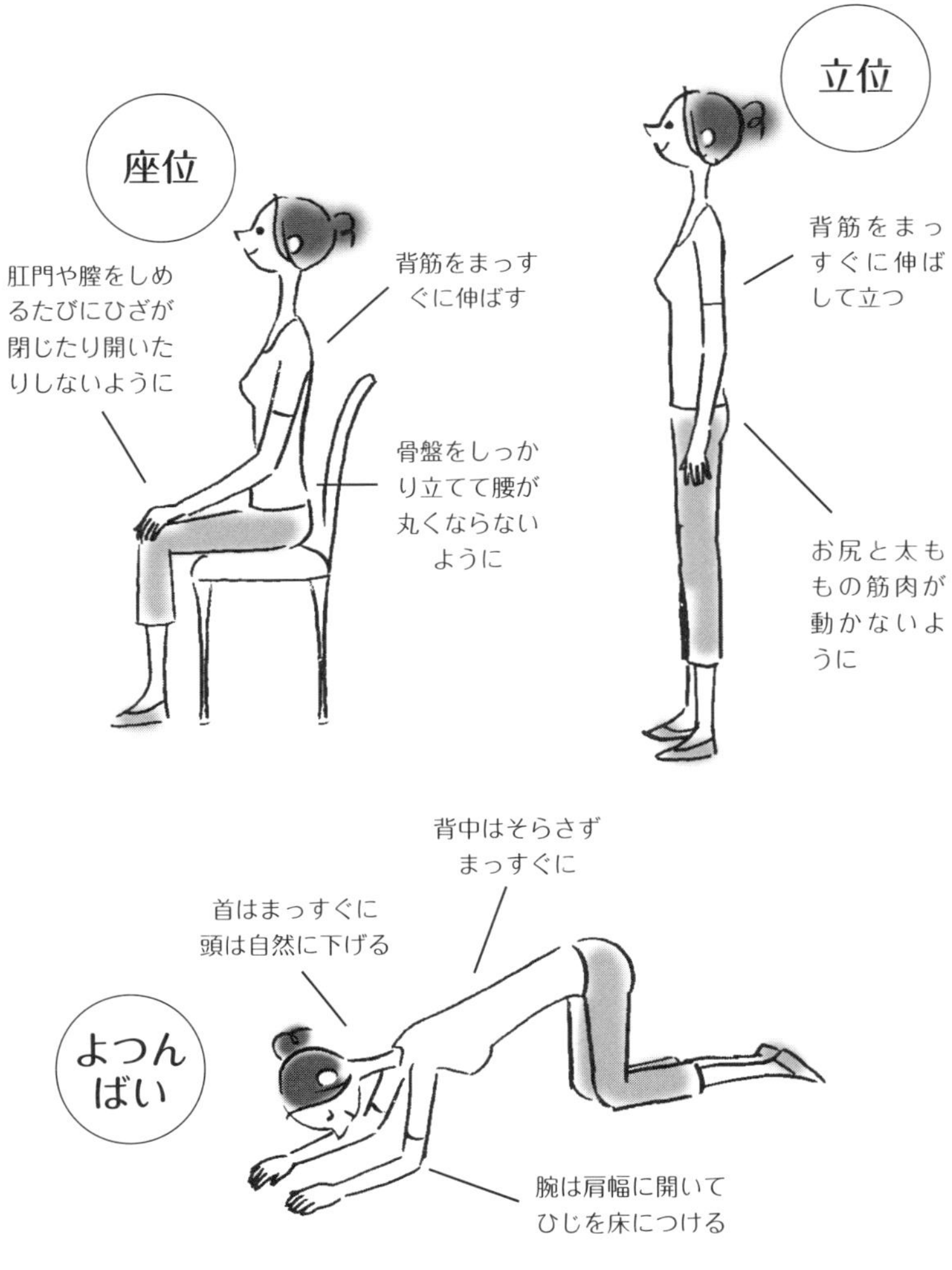
座位
肛門や膣をしめるたびにひざが閉じたり開いたりしないように
背筋をまっすぐに伸ばす
骨盤をしっかり立てて腰が丸くならないように
立位
背筋をまっすぐに伸ばして立つ
お尻と太ももの筋肉が動かないように
よつんばい
背中はそらさずまっすぐに
首はまっすぐに頭は自然に下げる
腕は肩幅に開いてひじを床につける

日常生活の中でも、思い立ったらトレーニング！

膣トレの特徴は、行なっていることが外から見てもわからないこと。つまり、人前であっても、いつでも、どこでも行なえるのです。膣や肛門をしめる感覚がつかめたら、電車の中で、家事をしながら、スマホやテレビを見ながら、パソコン作業をしながらどうぞ。1度につき1分、毎日3～8回を目安に行なえば、ぐっと骨盤底筋が鍛えられていきます。

感じるからだのつくり方

あなたは、いわゆる「名器」といわれたことがありますか？　男性に、もう離れられないと、ベッドの中でささやかれたことがあるでしょうか。

名器と聞いて連想するのが、膣の中の上部にかずのこのようなざらつきがある「かずのこ天井」や、膣内のひだがペニスにミミズのようにまとわりつく「ミミズ千匹」。そして膣の口がよく締まり、ペニスが膣の中でタコの吸盤に吸い上げられるようになる「タコツボ」といったものですが、実はこれは俗説。こうした膣の具合がわかるほど経験豊富、または感度の高い男性はほとんどいませんから、これは男性側のファンタジーといってよいでしょう。

むしろ、セックス経験の豊富な男性たちがいう名器とは、

1　よく濡れること

2　入り口がよく締まること

3 内壁全体は弾力があって収縮力が強いこと
4 さらに内壁がペニスをしっかり包み込んで、からみついてくること

この4つが名器の条件のようです。

そこでお伝えしたいのは、この名器の4カ条は、どんな女性も満たせるということ。自分自身が、セックスで彼と一緒にちゃんとイケれば、誰ひとり残らず、男性をとりこにできるのです。

女性が本当のオーガズムに達すると、膣は0・8秒に3～5回という驚異的なスピードで、奥のほうから小刻みに、ピクピクとケイレンを続けます。そしてペニスを包み込んで吸い上げるような動きを見せるからです。これこそペニスを包み込んで離さない「タコツボ」というわけです。

男性がセックスの際に、先に女性にイッてほしいとがんばるのは、愛する女性に快感を得てもらいたいという気持ちのほかに、イッたほうが男性側も強い快感が得られるからかも知れません。イキやすくなることは、あなたにとっても、パートナーにとってもいいことです。感じやすくなるからだを、これから育てていき

ましょう。

濡れにくいのは、濡れる機会が少ないから?

セックスのときに濡れにくい原因に、前戯の時間が短か過ぎることがあると前に述べました。おざなりなセックスに甘んじていると、だんだんからだもセックスに対して消極的になってしまいます。日本女性の奥ゆかしさは、ことセックスについてはもう返上しませんか。もっとしてほしいことを、臆せず伝えていきましょう。

そして、なかなか濡れてこないという人は、そもそも濡れる機会を持たずにきた、という現実もあります。セックスレスの期間が長かった、意にそぐわないセックスばかりしてきたなど、自分のからだが歓ぶ機会が少ないことも、濡れにくさの原因です。

もっと快感を得ましょう。相手がいなくても、いつでも自分の好きなときに絶頂に達せるセルフプレジャー（マスターベーション）に親しみましょう。女性は快感を得れば得るほど、より強いオーガズムに達せるようになります。すると愛液も自然と分泌されてきます。

マスターベーションのよいところは、ひとりでリラックスして、自分のペースで快感へたどり着けること。性的な刺激に素直に反応して高まっていくためには、緊張感はご法度です。まだ気心が知れていない男性とのセックスがあまりよくないのは、相手に対して身構えたり、かたくなってしまうから。ひとりでなら誰の視線も気になりませんから、好きなように快感に向かっていけます。

マスターベーションに抵抗のある人は、はじめは下着の上からそっとタッチするだけでも十分です。湯船の中で、自分のからだを愛おしむように敏感なところを探してみるのもいいでしょう。そうして自分で快感をつかまえる練習をしてみてください。

少しずつ、気持ちいい、と思える時間を増やしていきましょう。すると性欲も徐々に高まり、マスターベーションの頻度も増えることで濡れやすいからだに変わっていきます。

女性だって楽しみたい！　ひとりHの奥義

女性は特に、マスターベーションというと「男性に縁のない人がすること」といったネガティブなイメージを持ちがちです。ですが、アラフィフ女性なら、そんな古い感覚はもう捨ててほしいもの。ひとりHとは、膣トレの一環であり、また女性ホルモンの分泌を高める、からだのケアともいえるからです。オーガズムは副交感神経を優位にさせ、女性ホルモンのバランスの調整に役立ちます。すると結果として肌や髪の潤いがアップし、美容上にも好影響が。美と健康のためのメソッドとして、マスターベーションを楽しむ女性がもっと増えてほしいと思います。

では、マスターベーションビギナーの人へ、より満たされるオーガズムを得るための方法をご紹介します。

まず、欠かせないのはエロティックな気分になることです。かつて経験した、最高のセックスを思い出すもよし、今ひそかにあこがれている人や、好きなタイプの芸能人に愛撫されている様子を妄想するもよし。脳がジーンとしびれるほど、官能的な気分を盛り上げてください。なかなかイメージがわかなければ、官能小説を読んだり、ベッドシーンのある恋愛映画を観るのもいいでしょう。

最近は女性向けのソフトでロマンティックなＡＶもあるので、そうした作品を観るのもおすすめです。ポイントは、実際にからだに触れていくのは、完全に気持ちがセクシーになってからということ。感じやすい、イキやすいからだになるためには、脳が性的に興奮していることが絶対条件だからです。

そこで、マスターベーションに慣れている人ほど気をつけてほしいのは、すぐに強い刺激を与えて、簡単にイカないということ。脳が高まらないうちにオーガズムを迎えても、感度は磨けません。何より大事なのは脳への刺激と、覚えておいてください。

そして頬がほてり、呼吸が早まるほどに興奮が高まってきたら、いよいよからだに触れていきましょう。重要なのは力の加減です。赤ちゃんの肌に触れるつもりで、そっとやさしく、決して強く力を入れずにタッチしてください。自分の反応を感じながら、ゆっくりと弧をえがくように触れていきます。このとき、感じてしまったら、少しじらすようにポイントをはずすこと。乳房、うなじ、お尻、そけい部と、時間をかけて気持ちいい触感を味わってください。これが理想の前戯になります。

次にここからオーガズムに向かう段階に入ります。前戯の時点で、もう十分に潤っている場合もあるでしょう。もしまだ濡れ方が足りなければ、ローションやゼリーを塗ってから行ないましょう。

最初はクリトリスでイクことからはじめます。人差し指と中指をクリトリスにあてて、弧をえがくように動かしたり、そっと押すように刺激したり、震わせたりして刺激を与えます。深くゆったりした呼吸を繰り返し、一番気持ちがいいと感じる動き、場所を探しましょう。

クリトリスでイケるようになったら、次は膣とクリトリスの両方を刺激してのオーガズムを目指します。まずはクリトリスでイッたときの要領でクリトリスに触れます。もう片方の手で小陰唇をこすったり、膣口をそっとなでてもいいでしょう。膣口が愛液で十分に潤ってきたら、中指を静かに第1関節まで入れます。このとき爪は短く切って、清潔にしておくこと。そこで膣を収縮させながら、さらに指を深く奥に入れていきます。片方の手では、クリトリスを刺激して。指の腹でクリトリスを、軽く押し叩くようにするのがポイントです。膣内に第2関節くらいまで指をいれて、膣の前壁を触ると、コリコリしたGスポットを触知することができる場合があります。そこをやさしく刺激すると、オーガズムを感じやすくなります。

クリトリス、膣とクリトリスへの刺激でオーガズムを得られたら、いよいよ最終段階です。クリトリスを刺激せずにオーガズムに達する「膣イキ」にトライしてみましょう。なかなか膣だけではイクことができないという人も、あせらず自分のペースで膣へ刺激を与えてあげればうまくいきます。

膣に指を入れ、クリトリスを刺激した状態でオーガズムに達したら、そのままクリトリスから指を離し、膣に指の動きを集中させます。膣へは人差し指と中指の2本を挿入します。中で膣壁をこすったり、ゆっくりとかき回したり、上下にピストン運動をするなど、好きなように動かしてみてください。さらに刺激を与えるために、片方の指をなめてから乳首をつまむなど、エロチックな動きをプラスすると、より高まってきます。また、指を動かさずに腰を揺らせて、膣を動かすだけでイクことにもチャレンジを。

そして、膣へどんな動きを与えたら気持ちがいいか、膣のどこの場所を刺激すれば快感に近づけるかを覚えておけば、実際のセックスでも膣イキがしやすくなります。

初心者マークがとれたら、アダルトグッズにもトライを！

自分の手でオーガズムへ達することができるようになったら、次のさらなる快感を得るべく、アダルトグッズにトライしてみませんか。ちょっと冒険をしてみることも、心がときめいてわくわくするものです。

実店舗で買うのが恥ずかしくても大丈夫。昨今は通信販売でバラエティ豊かな製品が手軽に買えます。しかも、ほとんどのショップが郵送の際も「化粧品在中」

など、中身がわからないような心づかいをしているので、家族の目を気にする心配もありません。

欧米では、女性たちにとってアダルトグッズは日常的に使うものと認識されています。実にセルフプレジャーの習慣が当たり前に根付いているからです。日本女性にとっても、そろそろそんな意識が広まってくるといいと思います。

まず、アダルトグッズ初心者が最初にトライするのは、ローターがおすすめ。ローターとは先端が振動し、女性器や乳首などに刺激を与えるグッズです。膣への挿入も可能。安くて見た目もかわいいものが多いので、持っていると気分があがります。

クリトリス中心にその周辺をローターで愛撫するのはとっても気持ちがいいもの。セックスの際にも、前戯のときにパートナーに使ってもらうと、いっそう快感が高まってイキやすくなるでしょう。

ローターに慣れたら、バイブレーターも使ってみてください。シリコンなどのやわらかい素材でできているので、むしろ指を挿入するよりも膣にとっては安全です。

指によるセルフプレジャーでは、なかなかポルチオオーガズムに至るのは、難しいですが、バイブレーターなら可能です。膣の奥の子宮口の裏あたりを、バイブレーターでゆっくり刺激して、快感が訪れるのを待ちましょう。ただし膣の奥を刺激すると不快感を感じる人は、無理にバイブレータを使用する必要はありません。セルフプレジャーは、自分で自由に楽しむものです。けがや感染をしなければ何をしてもかまいませんが、痛みや不快感は、普通は楽しくないものなので、避けたほうがいいでしょう。

クリトリスも一緒に刺激できる「クリバイブ」を搭載したものなど、膣とクリトリスが同時に気持ちよくなるので人気があります。

なお、アダルトグッズは常に清潔を心がけて。バイブレーターにはコンドームをかぶせて使うとよいでしょう。使用後はきれいに水洗いしたいので、防水加工のグッズを選ぶのがおすすめです。

また、どうしても愛液が足りないというときのために、ローションを用意しておくこともおすすめです。ローションでのプレイで気持ちがよくなることで、愛液が増える場合もあります。カップルで使う際は、お風呂で使うとよいでしょう。ヌルヌルっとした感覚が、お互いの性感を高めます。

感じるこころのつくり方

オーガズムを得られるからだになるには、メンタルの状態もチェックすることが欠かせません。絶頂を得るには、リラックスが不可欠と述べましたが、男性とのベッドタイムで、どうしても緊張してしまったり、相手を信頼し切れず、心もからだもゆだねることができない女性は多いもの。

まずはベッドインの前の段階で、十分にコミュニケーションができていることが大事です。いわゆるワンナイトラブといわれるセックスでは、女性側としてはなかなかオーガズムは得られない傾向にあります。女性にとってのいいセックスは、愛情も信頼もおける、自分を思い切りさらけ出せる相手とでなければ実現できないものなのでしょう。

ところが、そんな相手とであっても、いざベッドで向かい合うと、何故かいつものようにふるまえず、相手とぎくしゃくしてしまうことがあるのは何故でしょう。

それは、セックスに対して多かれ少なかれ、罪悪感であったり、嫌悪感だったりという、ネガティブな気持ちを持っているからではないでしょうか。愛する人と行なうセックスは、最高最上の愛のかたちで素晴らしいものという認識を持てるといいと思います。

すぐにはそう感じられなくても、少しずつでもいいので、セックスに対する気持ちを肯定的なものに変えていく努力をしてみてください。それには最高の快感を得ることも大きな助けになります。

真面目で優等生タイプの人には、オーガズムに達してみたいのに、セックスに対して「悪」というイメージを持っている場合が多いようです。このイメージが拭い切れないと、なかなかオーガズムには達せません。ひどいケースではセックスを求めるパートナーにまでも嫌悪感を抱いてしまう人もいます。こうなったら、一度専門家に相談してみることをおすすめします。話してしまえばスッキリして、セックスへのイメージが書き換えられる場合も多いようです。

また、もっとこうしてほしいとか、痛いとか、相手への欲求ができないという悩みを持つ人もいます。そんな人は、セックスの場面以外でも、相手へ遠慮しがちだったり、相手の都合ばかりを優先して、自分の意見を言えない傾向があるのではないでしょうか。そんな人こそ、もっとわがままになってみましょう。わがままとは、自分勝手、自分本位という意味ではなく、「我がのまま」と解釈してみると、素直に気持ちが伝えられると思います。本当に大切な人の前では、100%本当の自分でいたいもの。ぜひとも丸ごと自分を受けとめてもらう勇気を持ってください。

反対に、女王様気質の女性はパートナーが何につけ、意のままにならないと気分を害しがち。ベッドでももちろん同じで、思っているような愛撫が受けられなかったり、相手の反応が今ひとつだと、すぐに白けてしまってオーガズムどころではなくなってしまいます。そのうちにセックスそのものを拒否してしまうケースが多いのも困ったところ。セックスの快感はお互いに与え合い、分かち合うものと知ってください。加えて、もう少しさまざまな場面で謙虚になると、あなたはもっと愛されるはずです。

そして、セックスを必要以上に神聖化して考えないことも頭の片隅に置いておくといいでしょう。アラフィフ女性は性に対して厳しい教育を受けてきた世代ですので、セックスを楽しむという感覚にどこか抵抗を感じる人も多く見受けられるのです。

あまりかたく考えずに、パートナーとふたりで満喫する、秘めやかな遊び、とでもとらえてみてはいかがでしょう。

「セクシー」という魅力を磨こう!

感じるからだ、感じる心を高めるために忘れたくないのが、女性として魅力的であり続けるということ。本書を手にとった人なら、「もうアラフィフだから」

といって、女であることを諦めたり、放棄したりする人はいないと思いますが、ここでひとつ、「セクシー」という要素にスポットを当て、自分の魅力としてもっととり込んでみることをご提案します。

アラフィフ女性の中には、セクシーと聞くと、露出の多い服を着て、胸の谷間などをチラ見せし、流し目にハイヒール。煙草の吸殻には赤いルージュのあとが残って、といった連想をする人も多いですが、セクシーと下品は違います。確かに下品な中に漂う淫靡な雰囲気といったものはありますが、そんなものはすぐに飽きられます。

私は胸も大きくないし、スタイルもよくないからと、セクシーなんて無理といいたい人もいるでしょう。ですが、そんな人にこそ自分流のセクシーを追求してほしいと思います。

そもそも、女性の数だけセクシーの種類もあるのです。ある人は、大急ぎで夕食の支度を夢中になってやっているところがセクシーだったり、相手の話を真剣に一生懸命聞いているときの瞳がたまらなく色っぽかったりと、セクシーという印象が際立つときは人それぞれ違います。

ただ、万人に共通するセクシーであるための必須条件といったものはいくつかありますので、参考までに押さえてみてください。

ひとつ目は、健康であること。青白い頬をして、か弱そうにふるまってしまったら、もうセクシーなムードはまったく醸し出されません。セクシーとは血色のよい、ばら色の頬に、しゃきっと伸びた背すじ。しっかりと目に力があって、全身から躍動感が伝わってくるような健康そのもののときに、セクシーさは前面に出てきます。

ふたつ目は、気品があり、思慮深いこと。図々しいおばさんからは決してセクシーなイメージがわかないように、物事をわきまえ、慎み深く、もちろん礼儀正しくあることはいうまでもありません。

そして最後のみっつ目は、男性への関心を持っていること。そして恋する気持ちを枯らしていないこと。たとえその恋心が実際の交際につながらなくても、あるいはつながっては問題になってしまう場合でも、ぐっと秘めて想い続けることができる人はセクシーです。さらに、男性への関心を持ちながらも、自然体でふるまえる知性も必要です。変に男性の目を意識して、男性の前では態度も話し方も変わってしまうというのではNG。

恋をするというその心の動きが、メンタルに標準装備されていながら、健康で、一人遊びも楽しめる女性がセクシーといえるのかも知れません。

いかがでしょうか。こうしてみると、セクシーの3要素を備えている女性は、同じ同性同士の目から見ても素敵だと思いませんか。

あなたもぜひ、こんな本物のセクシーさを身に付けてください。

膣トレで健康になる！

さて、ここまで膣トレを実践してくると、「何だか快調」「全然不調が気にならない」といったレベルの健康効果が感じられてくることでしょう。

それは膣トレによって冷えがやわらいだから。特にお腹まわりの冷えがとれて、お腹全体がぽかぽかしてくることによるものです。骨盤底筋は胴体を底から支える筋肉群ですので、膣トレで骨盤底を活性化させると、お腹全体の血行がよくなるためです。

さらに、感じること、濡れることも血行をよくします。膣トレはまさに血行改善の決定打的なメソッド。女性特有の不調にも、大変効果をみせるのです。

そして血のめぐりのよさは、アンチエイジングにも役立ちます。加齢をしても、血行がよければ体温は36・5〜37度くらいの理想的な高さに保たれるため、酸素も栄養もホルモンまでも、からだのすみずみまで運ばれるため、ずっとはつらつと元気でいられるのです。

ところが昨今は、年代を問わず平熱が35度台という人が急増しています。この平熱の低さこそが、健康をおびやかす元凶なのです。膣トレでからだを積極的に温めたいもの。体温さえキープできていれば、免疫力もあがり、風邪やインフルエンザはもちろん、がんにまでもかかりにくくなるので、膣トレはアラフィフ女性のみならず、すべての年代の女性の必須トレーニングにすべきといっても過言ではありません。

加えて、膣トレにはメンタルの調子も一段とよくして、うつっぽい心も晴らすパワーがあります。心とからだはつながっているために、体調がよいこと、イコール気分も明るくなる、という流れになるためです。また、うつっぽい状態というのは、血行不良が続くことで、脳の前頭葉が弱ることも原因です。膣トレで感度と血行がよくなれば、前頭葉も活性化し、スッキリと元気な気分に。何かのことで気分が沈んでしまったときには、クリトリスやGスポットを刺激してみてください。快楽物質のドーパミンが放出され、気分が一気に明るくなるものです。

膣トレの成果は、「濡れ具合」で確認を

膣トレには、点数は付きません。それぞれが自分に合ったペースで続けていくうえで、不調が改善したり、セックスがより楽しめるようになればそれでいいのです。

ただ、自分が行なったトレーニングの成果が、どれくらい出ているか確認したいという人もいるでしょう。その際には、自分の「濡れ具合」が目安になります。膣トレを日常的に実践していけば、膣も活性化されるので濡れやすくなります。この濡れやすさは膣の健やかさを表しているので、定期的にチェックしてみてください。まず、フェミニンでゴージャスな美しいデザインの、肌触りも極上の下着を身に付けてみます。そして、その下着姿を姿見に映してみます。いつもは着けないような上質でエレガントな下着姿の自分を見て濡れたでしょうか。ハッとして、気分が上がることでしっとりと濡れてきたなら、膣トレの効果はバッチリ上がっているといえます。

また、ラブストーリーの映画や小説を楽しんでみて、濡れるでしょうか。脳もとろけてしまうようなキスシーンやベッドシーンに、膣は素直に反応できるでしょうか。ちょっと呼吸がはずんで、膣全体に熱が帯び、潤ってくるようなら優秀です。映像や文字での刺激に、心もからだも興奮できるあなたになっている証拠です。

そして最後のチェックは、エロティックなシーンを想像してみて濡れるかどうかの確認です。抱かれたいと思う理想の男性の、からだつきや肌や髪の触感、声の感じやにおいから、自分に対してどんな言葉をかけるか、どんなふうにタッチして、キスをしてくるかなど、事細かく、できる限り映像化して想像してみてください。それだけで濡れることができれば、もう合格です。これからもずっと、一生素晴らしい感度の持ち主でいられるように、膣トレを生涯続ける気持ちでいてください。

「ピフィラティス」って何？

感度もあがり、潤いも満ちてきて、膣トレによって確実に心とからだの状態がよくなってきたことは大変悦ばしいことです。

前にも述べた通り、膣トレによって骨盤底筋を鍛えることは、膣のケアと尿もれに絶大な効果を発揮します。これから生涯セックスを楽しめて、トイレの心配までも要らなくなるよう、ずっと継続していってください。

そして、これに加えて行なうと、いっそう骨盤底筋の強化に効果的な体操があります。それは、骨盤底筋を鍛えることに特化して開発された最先端のエクササイズ、「ピフィラティス」というものです。

ピフィラティスとは、骨盤底筋のスペシャリストでアメリカの女性泌尿器科医・骨盤底外科医のドクター・クロフォードが、被験者に筋電図をつけて１２０種類のエクササイズを実施し、骨盤底筋や協調して働く筋肉の状態を計測したうえで、実際に効果が高かった10のエクササイズから成り立っているプログラム。

骨盤底筋だけでなく、内転筋や臀筋、腹横筋等の周囲筋やインナーマッスルも鍛えられるので、姿勢がよくなったり、ダイエット効果も期待ができます。

リズミカルな動きが特徴のピフィラティスは、ほどよい運動量による、心地よい爽快感が魅力のエクササイズ。一度覚えてしまえば、自宅でも気軽に行なえるので、ぜひ毎日のルーティンに加えたいもの、全国には、約500名のピフィラティスのインストラクターがいます。インターネットなどで調べて、ぜひ一度教わってみてください。

選りすぐりのメニュー3つをマスターしよう！

ピフィラティスの主な動きは、
1 リップス（繰り返す）
2 ホールド（止める）
3 パルス（弾む）

の3つの動きから成り立っています。これらの組み合わせによって、「遅筋線維」と「速筋線維」という、2種類の筋肉を同時に強化することができるのが特徴です。遅筋線維とは、骨盤や内臓を支えるために働く筋肉のことで、速筋線維は、咳やくしゃみなど急に腹圧がかかったときに膣口を閉めて、尿道と肛門の内圧を高める筋肉です。速筋線維と遅筋繊維の両方のバランスがとれるピフィラティスは、尿もれ、便もれといった排泄のトラブルを防ぐためにも最適のエクササイズです。

それでは早速、ピフィラティスのメニューの中から、選りすぐりの3つのエクササイズをご紹介しましょう。

【ランジ】

前方へ一歩大きく踏み込む動作で臀筋などが鍛えられ、骨盤底筋にも負荷がかかります。もっとも効率のよいエクササイズです。

①足を大きく踏み出して腰を落とす

大きく足を踏み出し、腰を落とします。踏み出した足のひざはつま先よりも前に出ないように注意しながら曲げます。これを3回繰り返します。

からだがよろけてしまう人は、転倒防止のため、イスの背につかまって行なってください。

②腰を落として3秒ホールド

3回目は足を踏み出し、腰を落とした姿勢で3秒ホールド。お腹とお尻に力を入れて、バランスを保ちます。

③息を吐きながら、3回パルス

腰を落とした姿勢から、「フッ、フッ、フッ」と3回息を吐きながら、それに合わせてお尻を上下にバウンドさせるように、その場で弾みます。

反対側の足も同じ要領で行ないます。

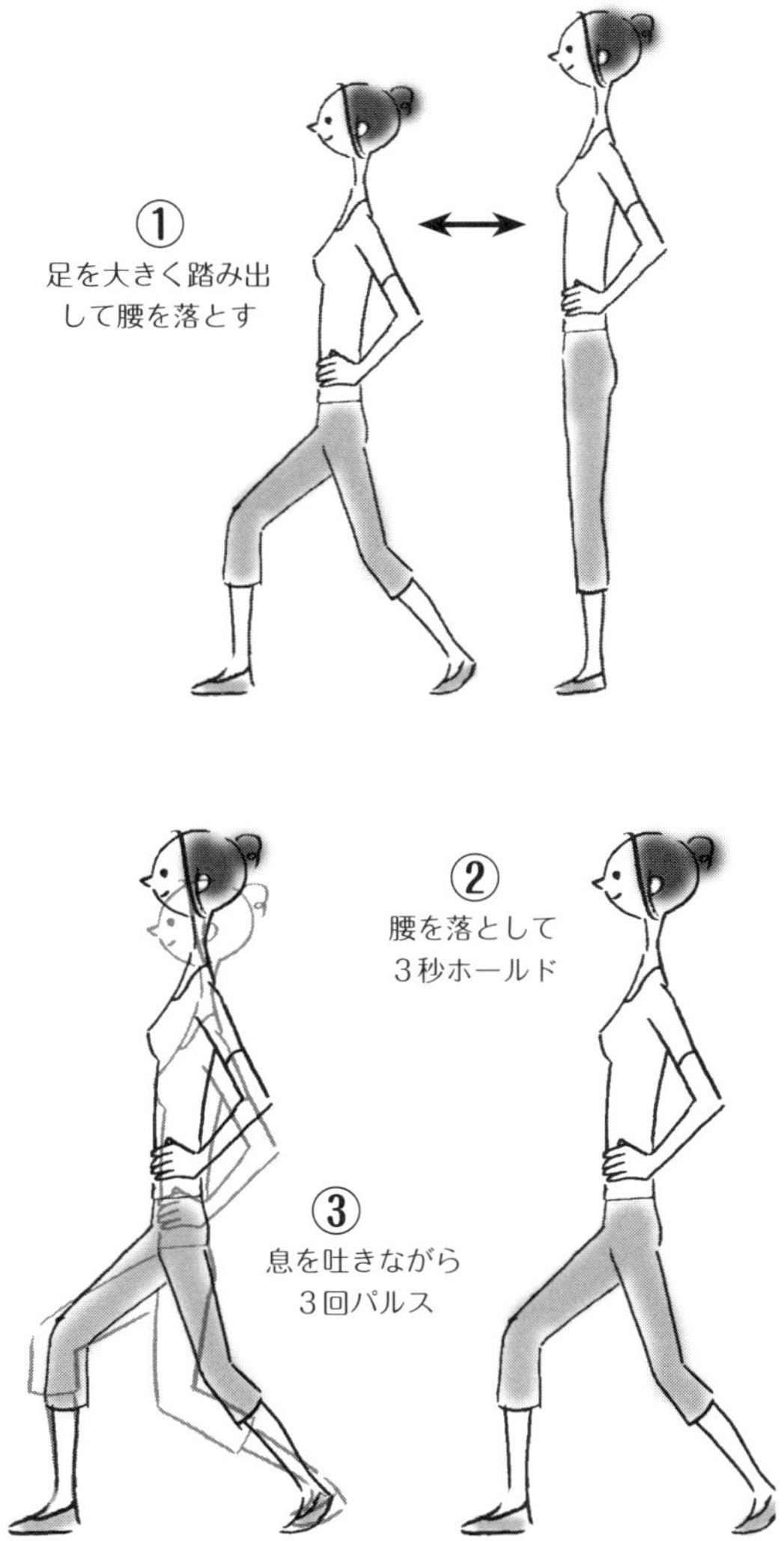
①
足を大きく踏み出して腰を落とす
②
腰を落として3秒ホールド
③
息を吐きながら3回パルス

【ブリッジ】

腹横筋、臀筋に効きます。背中の上げ具合は、自分の筋力に合わせて無理をしないように。

①背骨をひとつずつ床から離す

あおむけに寝たら、足を腰幅に開いてひざを立てます。続いて尾てい骨から背骨をひとつひとつ床から離すように持ち上げていきます。持ち上げた状態では、ひざから首までが一直線になるようにします。これを3回繰り返します。

②背中を床から離した状態で3秒ホールド

3回目に背中を持ち上げた姿勢で、3秒ホールド。ひざはできるだけ遠くに、足は背中の下まで引き寄せるイメージで。腰と胸はそらないように注意します。

③骨盤を3回パルス

背中を持ち上げた状態で、お尻に力を入れながら、腰を上下にバウンドさせせます。これを3回繰り返します。

①
背骨をひとつずつ床から
離す動作を3回繰り返す

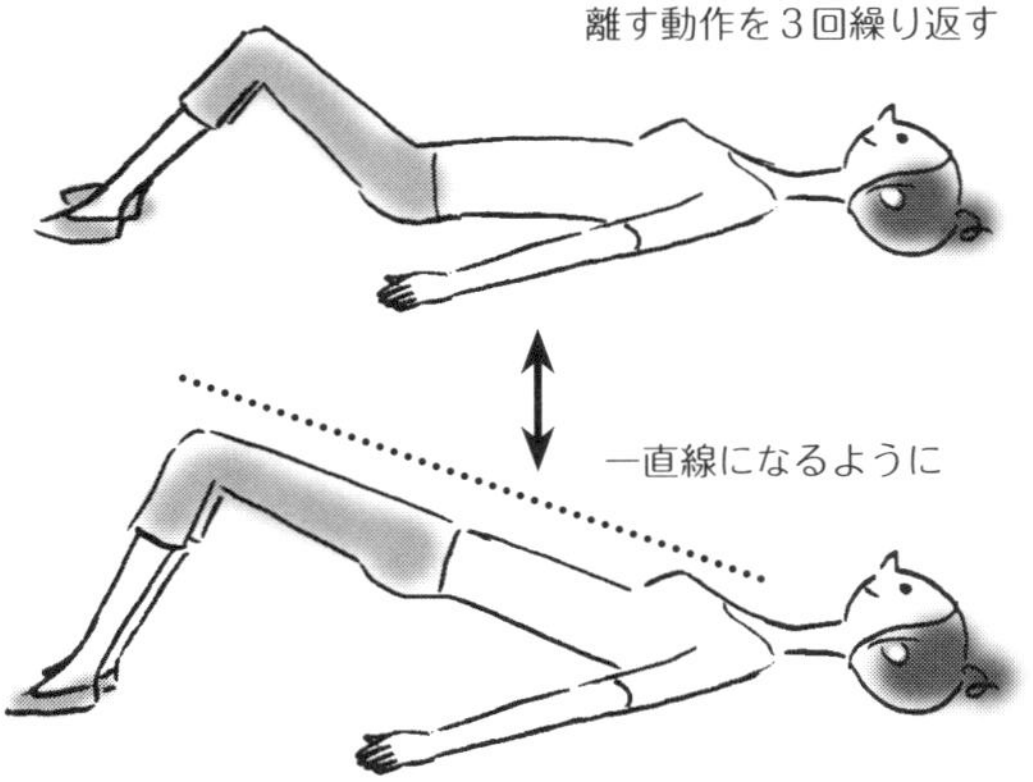

②
背中を床から離した
状態で3秒ホールド

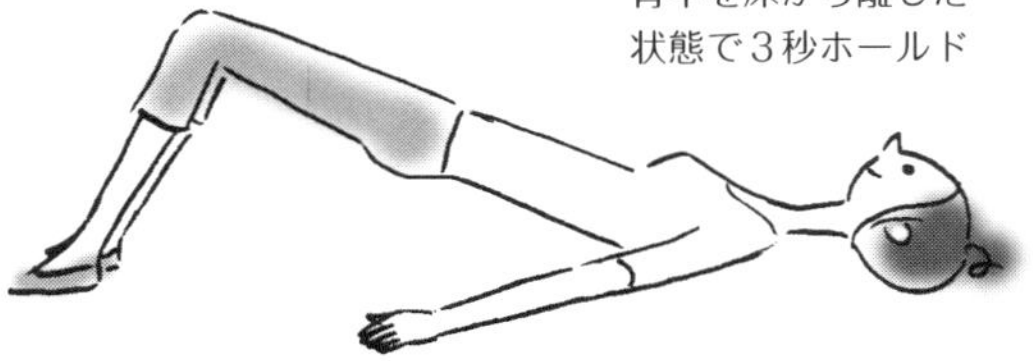

③
背中を持ち上げた状態
で骨盤を3回パルス

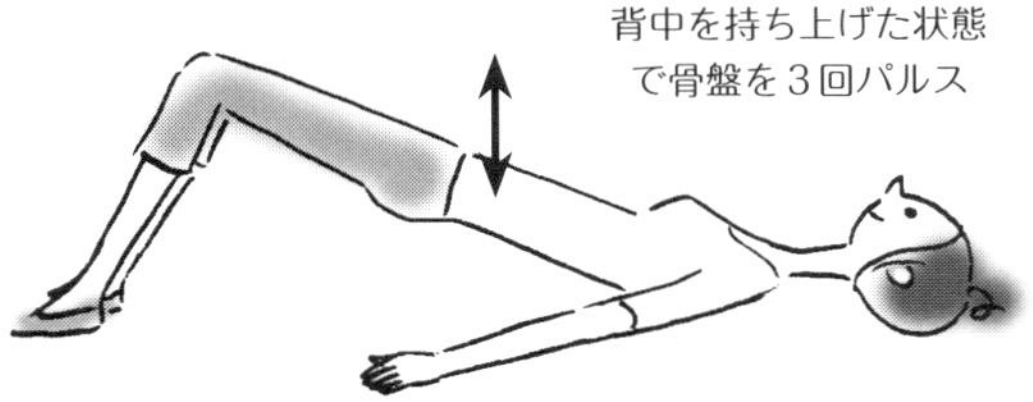

【スクワット】

下半身を鍛えるための定番エクササイズです。つま先とひざは外側に向けるように。股関節が外に向くと内転筋にも効果があります。ひざはつま先より前に出ないように注意しましょう。

① 足を大きく開いて腰を落とす

足を肩幅より大きく開いたら、両足のつま先を約30度外側へ向けます。そのままひざの向きがつま先のほうを向くようにして腰を落としていきます。これを3回繰り返します。※骨盤内臓器脱と診断されている人は、足の感覚を肩幅もしくはこぶしひとつ分くらいに狭めて行なって。

② 腰を落としたまま、3秒ホールド

3回目に腰を落とした状態で3秒キープします。ひざはできるだけつま先よりも前に出ないように注意して。

③息を吐きながら3回パルス

「フッ、フッ、フッ」と3回息を吐きながら、腰を上下にバウンドさせます。これを3回繰り返します。

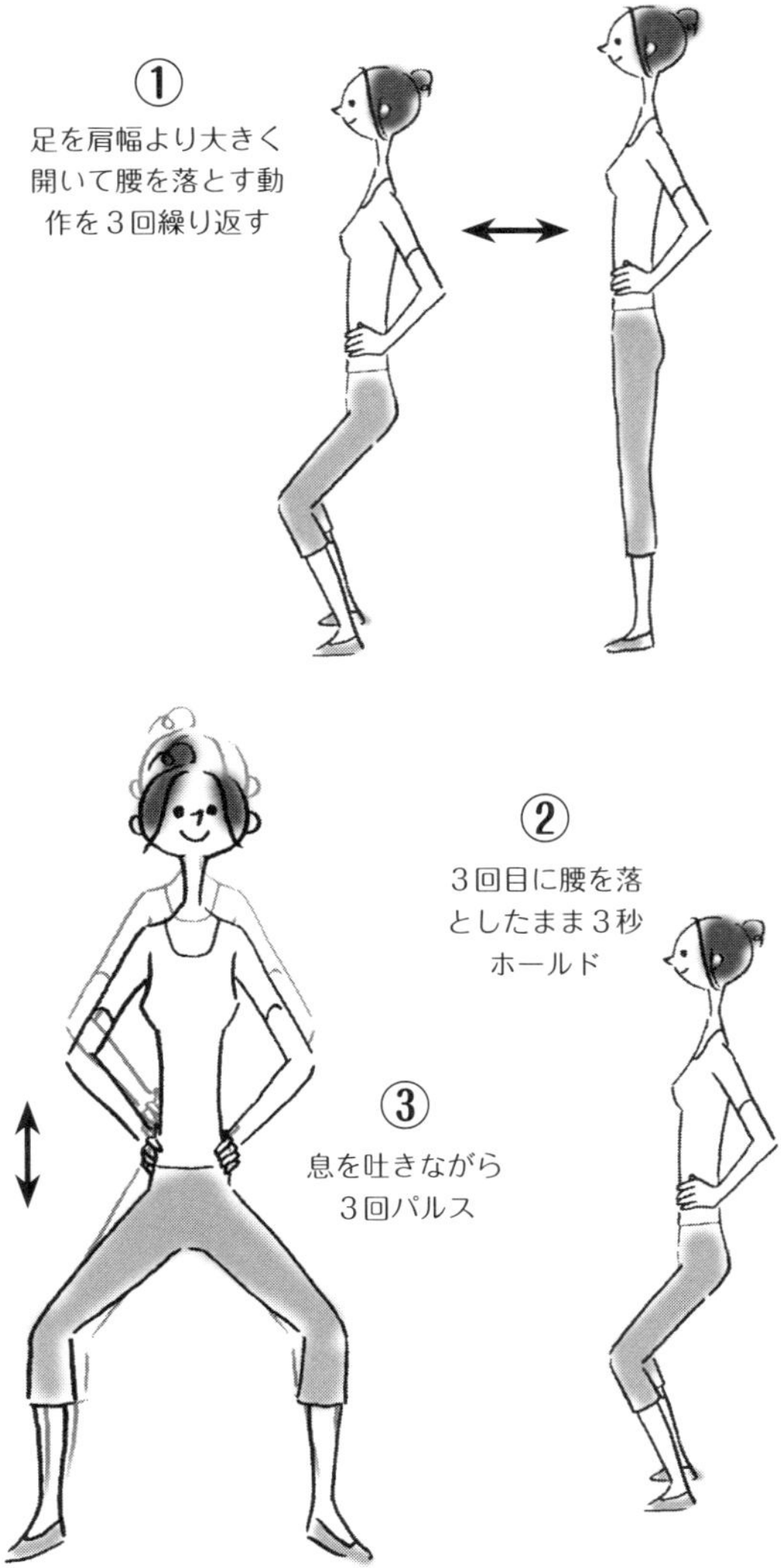
①
足を肩幅より大きく
開いて腰を落とす動
作を3回繰り返す
②
3回目に腰を落
としたまま3秒
ホールド
③
息を吐きながら
3回パルス

「膣・外陰の美容医療」って何？

顔のたるみやシワをとる、レーザー治療、高周波治療、超音波治療などが、膣や外陰に行われるようになってきています。それぞれ皮膚や皮下組織のどこにターゲットをあてているかで効果が違いますが、膣のしまり、濡れ感がよくなったり、尿漏れがよくなったりします。全て自費診療ですので、よく医師の説明を受けて納得した上で、施術を受けることが重要です。

さらにこれらの保存的な治療でよくならない、重症な膣弛緩、骨盤臓器脱、腹圧性尿失禁などは、思いきって手術をすることをおすすめします。人生は一度きり、アラフィフ女性は、今も、将来も、悩みはできるかぎり解消し、楽しく過ごしましょう。でも、どんな治療を受けても筋肉は自分で鍛えるしかありません。膣トレは、施術後も必要です。

おわりに

からだの変化は、生き方を軌道修正せよとのサイン！

女性医療クリニック・ＬＵＮＡグループ理事長である、医学博士の関口由紀先生の手厚いご監修、ご指導をいただいて、この一冊をまとめることができました。私自身もアラフィフ女性のひとりとして、自分の心とからだの様子を再確認する、大変いい機会になりました。

確実に体力、気力とも落ち、それにしたがって生理もこなくなった現実に、ついに思春期ならぬ、人生の思秋期がきたかと愕然とした気持ちでいたここ数年間。はじめは憂うつに思いもしましたが、考えてみれば致し方のないこと。そしてそれは、そろそろ生き方、暮らし方を変えるときがきたというサインでもあると気づきました。

20代、30代の頃と同じような働き方はもちろん、食べ方、遊び方などなども、もう通用しないのです。そこはそれ、アラフィフ仕様にシフトしていかなければ、からだのほうも音をあげてしまうのは当然。加齢したこと、実際におとろえてきたことを認める勇気を持ったほうが、かえって老化を食い止めるのだと知ってから、ずいぶん精神的に楽になった気がしています。

そしてからだは、思うよりも正直なものです。大切に、ていねいにあつかってあげれば、すぐに機嫌を直してくれます。お手入れするほどに長持ちするものでもあります。なので、その性能と可能性を信じて、できる限り親切にしながら仲よく付きあっていけば、きっとその年代に一番似合う美しさや、ベストな健やかさは得られるのです。年を重ねることに対して、もっと肯定的な気持ちを持ってみると、これからの展開はぐっと面白くなってくると思います。

本書を手にとってくださった方なら、きっとこの一冊から、自分の心とからだを整える方法をつかんで、快いからだと共に日々を送れることでしょう。その「快体」をフルに生かして、やりたいことをやり、行きたいところへ行き、会いたい人に会い、存分に人生を謳歌してください。

何もアラフィフだから、アラフィフらしくする必要などないのです。今、現在の自分が本当に望むことなら、それはすべてあなたにふさわしいことなのですから。


最後までお読みいただき、ありがとうございました。また、関口由紀先生をはじめ、この本の制作に携わってくださったすべての方に感謝いたします。

あなたのこれからの人生が、いっそう自分らしく満ち足りたものになることを心から願っています。さわやかに、軽やかに、そしてお健やかにお過ごしください。

あなたよ、輝け！

２０１７年11月吉日　ウエルネス＆ビューティーライター　ユウコ

参考文献

「女性ホルモンの力でキレイを作る本」 関口由紀監修（朝日新聞出版）
「カラダがときめく膣トレ！」 関口由紀著（アスコム）
「誰も教えてくれなかった飽きない！ セックス」二松まゆみ 関口由紀 OLIVIA
監修・著（角川マーケティング）
「セックスレス時代の中高年性白書」（日本性科学会セクシュアリティ研究会）
「ちつのトリセツ」 たつのゆりこ指導・監修 原田純著（径書房）

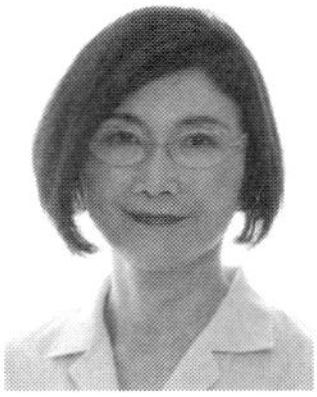

◉ 監修者プロフィール

関口由紀 （せきぐち・ゆき）

東女性医療クリニックLUNAグループ理事長/横浜市立大学客員教授/女性医療ネットワーク理事/日本泌尿器科学会専門医・指導医/日本東洋医学会専門医・指導医/日本透析療法学会専門医/日本性機能学会専門医/日本排尿機能学会認定医/医学博士/経営学修士

2005年横浜元町女性医療クリニック・LUNAを開設。現在は女性医療クリニックLUNAグループの総帥として、横浜・大阪に４つの女性医療専門クリニックを展開し、世界標準の女性医療を目指している。

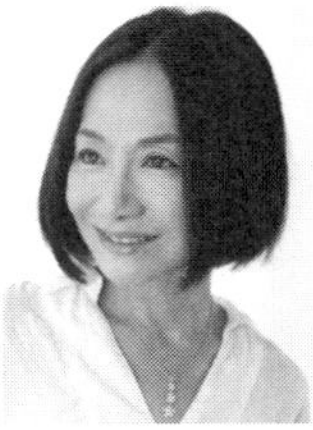

◉ 著者プロフィール

ユウコ

ウエルネス&ビューティー・ライター/ローフード・マイスター/アロマコーディネイター

生活の質、人生の質を上げる記事を各媒体にて執筆中。自著に「韓国美女の美容道52」「脂肪燃焼ダイエット」「ハッピーラッキー 美人の秘密2」などがある。

個々の美容、メンタルの悩みに対応する「オーダーメイド・ビューティープラン作成サービス」「対面セッション」も好評。現在公式サイト（http://yukomotoyama.com/）にてブログを毎日更新中。

本書を最後までお読みいただきまして
ありがとうございました。

本書の内容についてご質問などございましたら、
小社編集部までお気軽にご連絡ください。

平原社編集部
TEL:03-3219-5861

快体新書《かいたいしんしょ》　心もからだも潤《うるお》す方法

二〇一八年三月五日　第一版第一刷発行

監　修　関口　由紀
著　者　ユウコ
発行人　渡辺　勉
発行所　株式会社　平原社
東京都千代田区神田司町二-十五（〒一〇一-〇〇四八）
電　話　〇三-三二一九-五八六一
ＦＡＸ　〇三-三二一九-五八六五
印刷所　株式会社シナノ

ISBN978-4-938391-62-1